Trudi von Fellenberg-Bitzi

Liliane Juchli
– ein Leben für die Pflege

Georg Thieme Verlag
Stuttgart · New York

Autorenanschrift:
Trudi von Fellenberg-Bitzi
Auf der Bürglen 27
8627 Grüningen
Schweiz

Bibliografische Information
der Deutschen Nationalbibliothek

Die Deutsche Nationalbibliothek
verzeichnet diese Publikation in der
Deutschen Nationalbibliografie;
detaillierte bibliografische Daten sind
im Internet über
http://dnb.d-nb.de abrufbar.

Titelgestaltung: Georg Thieme Verlag
Titelbild: Marianne Pletscher, Zürich;
  Privatarchiv Liliane Juchli
Umschlagklappe vorne: Otto Hofer, Schaan
Umschlagklappe hinten: Beat Pfändler, Zürich
Bildnachweis: siehe Anhang

©2013 Georg Thieme Verlag KG
Rüdigerstraße 14
70469 Stuttgart
Deutschland
Telefon: +49/(0)711/89 31-0
Unsere Homepage: www.thieme.de

Printed in Germany

Satz: Druckhaus Götz GmbH,
  71636 Ludwigsburg
gesetzt in 3B2, Version 9.1, Unicode
Druck: Offizin Andersen Nexö
  Leipzig GmbH, Zwenkau

ISBN 978-3-13-173021-3   1 2 3 4 5 6

Inhaltsverzeichnis

1	Kinder- und Jugendjahre	13
2	Ausbildung zur Krankenschwester	29
3	Ingenbohler Schwestern	49
4	Berufung zum Ordensleben	61
5	Krankenschwester – Schulschwester	81
6	Krise als Chance	101
7	Umbruch und Aufbruch	125
8	Aktive Jahre nach Sechzig	151
9	Würdigung im In- und Ausland	189
10	Zukunft braucht Herkunft	201
	Bibliografie	213
	Literaturverzeichnis	215
	Bildnachweis	216
	Register	217

Herzlichen Dank

Folgende Institutionen haben das Buch unterstützt:

Gemeinde Obersiggenthal
Claraspital, Basel
Katholische Kirche im Kanton Zürich
Kantonsspital St. Gallen
Spitalregion Rheintal Werdenberg Sarganserland
Inselspital-Stiftung
Kanton Schwyz
Kanton Zug
Kloster Ingenbohl
Swisslos-Fonds des Kantons Aargau
Stiftung für Abendländische Ethik und Kultur
Spital Limmattal, Schlieren
Römisch-Katholische Zentralkonferenz der Schweiz
Schwyzer Kantonalbank
Stadt Zug
Kantonsspital Graubünden
Helvetia Versicherungen

Vorwort

Die Ingenbohler Ordensfrau Schwester Dr. h. c. Liliane Juchli feiert 2013 ihren 80. Geburtstag. Die „Grand Old Lady" der Pflege ist nach wie vor unermüdlich für ihre Anliegen unterwegs. Kein bisschen müde, für das einzustehen, was ihr Leben geprägt hat: „Der Pflege eine Stimme geben." Der runde Geburtstag ist denn auch ein Grund, weshalb diese Biografie geschrieben wurde. Aber nicht der einzige: Vor 40 Jahren, 1973, erschien im Thieme Verlag die erste Auflage des Pflegebuches, das mittlerweile im deutschsprachigen Raum über eine Million Mal verkauft wurde. „Der Juchli" heißt das umfangreiche Buch in der Umgangssprache, das Generationen von Pflegefachleuten im In- und Ausland geprägt hat und kürzlich in der 12. Auflage – als „Thiemes Pflege" – erschienen ist.
Als ich Liliane Juchli den Vorschlag unterbreitete, ihre Biografie zu schreiben, sagte sie erstaunt, man habe eben begonnen, einen Dokumentarfilm über sie zu realisieren. „Wunderbar", sagte ich, „die richtige Ergänzung." Und so begann umgehend eine intensive und schöne Zusammenarbeit.
Liliane Juchli ließ mich hineinschauen in die Bilder ihres Lebens, teilhaben an der Geschichte ihres Werdens und Wirkens.
Sie öffnete mir auch jene Tür, welche hinunterführt zu Schmerz, Leid und Verzweiflung. Nicht etwa, um dort zu verweilen, sondern um jener Zeit zu begegnen, die für sie äußerst schmerzlich, prägend und schließlich wegweisend war. „Die beste Voraussetzung für Arbeit mit Menschen ist das Durchleben und Durchleiden eigener Prozesse auf dem Weg des Wachsens und Werdens", ist bei ihr zu lesen. Diesen Weg als Geschenk zu sehen, das ist das Prinzip von Hoffnung und Glauben, welches Liliane Juchli lebt.
So erzählt sie vom Aufsteigen, Dranbleiben. Und vom Weg, der vom Dunkel ins Licht führt. Weiter geht, Zukunft verspricht.
Und so ist es denn auch nicht verwunderlich, dass der Schluss des Buches hinweist auf das Kommende.
Auf dem Fundament „Juchli" wird weiter gebaut. Umgebaut. Ausgebaut. Neu gebaut. Damit geht das, was einst mit ein paar losen Blättern begonnen hat, weiter und weist die Zukunft. Leidenschaft für das Mögliche in allem, was wir möchten, tun und sind.
Mir bleibt zu danken: Schwester Liliane für die vielen gemeinsamen Stunden, da wir versuchten, rund 80 gelebte Jahre zu besprechen und

daraus wenige Ausschnitte zu beleuchten. Für das Öffnen ihrer Tagebücher und das große Vertrauen, welches sie mir immer wieder neu schenkte.

Danken möchte ich auch Herrn Prof. Dr. Leo Karrer für das sinnvolle Geleitwort, in welchem er auf wunderbare Weise schildert, wie er den Lebensweg von Liliane Juchli sieht und einordnet.

Letztlich sind es viele Menschen, die mitgeholfen und mitgetragen haben, die mich unterstützten, Fragen beantworteten und sich für das Buch engagierten. Ihnen allen danke ich von Herzen. Sie haben aus meiner Sicht „Leidenschaft für das Mögliche" mitgetragen.

Trudi von Fellenberg-Bitzi   Grüningen, September 2012

Der ganze Mensch im Zentrum

Liliane Juchli: Prophetin einer ganzheitlichen Pflege

Das vorliegende Buch über das Leben und Engagement von Sr. Dr. h. c. Liliane Juchli öffnet wie ein Kaleidoskop die Buntheit und Vielfalt eines reichen Weges: biografische Stationen, Ausbildung zur Krankenschwester, Berufung zur Ordensschwester und ihre Gemeinschaft der Ingenbohler Schwestern, vielseitiger Einsatz als Kranken- und Schulschwester, Erfahrungen von Lebenskrisen mit Durchbrüchen in Umbrüchen, publizistisches Engagement und unermüdliche Vortragstätigkeit, das Ringen um ein ganzheitliches Pflegeverständnis und therapeutische Begleitung von Menschen, zahlreiche Würdigungen und ein Ausblick in die Vergangenheit als Erinnerung für die Zukunft.

In der Fachwelt gilt Liliane Juchli als eine der bekanntesten Krankenschwestern bzw. Pflegefachfrauen (wie es heute heißt) der Gegenwart. Sie hat wesentlichen Einfluss auf die Entwicklung der Gesundheits- und Krankenpflege genommen. Nebst vielen einschlägigen Publikationen wird vor allem auf ihr großes, in vielen Auflagen und Übersetzungen erschienenes Werk „Pflege – Praxis und Theorie der Gesundheits- und Krankenpflege" als Standardwerk hingewiesen. Wenn in einschlägigen Kreisen z. B. in Deutschland die Rede auf diese Publikation kommt, dann reagiert man spontan mit: „Der Juchli". Sie hat die Entwicklung eines ganzheitlichen Pflegemodells in Europa maßgeblich beeinflusst. Der Paradigmenwechsel im Pflegeverständnis meinte eine ganzheitliche Vision und nicht nur technische Pflege.

Damit soll zum wesentlichen Aspekt hingeführt werden: zum Anliegen. Vielleicht sagt dies über einen Menschen mehr aus als all die archivierbaren Bilanzen an Leistungen, Mandaten, Ehrungen und Publikationslisten usw. Wer sich dem eigenen Lebensweg so aussetzt, gleichsam die kleinen Auferstehungsschritte zu sich selber wagt und vielen Menschen in guten und in bösen Tagen intensiv begegnet ist und diese weiterhin begleitet und dabei eine letzte Gelassenheit und Zuversicht ausstrahlt – Sr. Liliane Juchli gewichtet immer wieder das Wort Hoffnung –, der oder dem möchte man etwas auf die Spur kommen und sich mitnehmen lassen, schon deshalb wünscht man diesem Buch eine interessierte Leserschaft.

Ich stelle mir vor, welch eine Nähe Sr. Liliane Juchli zu Menschen und zum Leben erfahren hat, die froh und dankbar werden ließ, die aber auch trostlose und unheilbare Situationen einschließt. Das Leben muss sich ihr ungeschminkt gezeigt haben und zeigen – von seinen konstruktiven als auch destruktiven Seiten her. Wie kann man damit umgehen? Woher die Kraft holen? Wo die Hoffnung schöpfen? In diskreter Weise hat sie immer wieder auf die Urquellen des Lebens im Horizont der christlichen Lebenshoffnung hingewiesen. In diesem Horizont hat sie sich dem Leben und dem, was es zeigt, ausgeliefert und hingehorcht und darin sozusagen Beruf und Berufung gefunden. Hineinverwoben waren auch die Prozesse um das Verständnis des Frau-Seins und der Rolle als Ordensfrau. Das Leben ist ja ein Prozess zwischen Erfüllung und Auseinandersetzung mit dem Unabgegoltenen und Unversöhnten. Menschwerdung bleibt als Balanceübung zwischen Natur und Kultur bzw. zwischen Körper und Geist ein Prozess im Fragment – ein Leben lang.

Dabei kann der Mensch eine Ahnung davon gewinnen oder einen intuitiven Spürsinn dafür, dass nicht alles zu machen und zu kaufen, zu haben sowie zu bezahlen ist. Was den Menschen in seiner Weite und Tiefe erfüllt bzw. Lebenssinn bedeutet, kann nicht eigenmächtig ertrotzt oder hergestellt werden, sondern lebt und wird erlebt, indem man sich öffnet und freigibt, sich einlässt und wachsen lässt bzw. sich dem hingibt, was das Leben offenbaren will, auch im Sterben.

Die religiöse Unruhe und das spirituelle Suchen in der heutigen Zeit verbürgen hintergründig vielleicht so etwas wie eine tiefe Sehnsucht, mögen sie sich zuweilen auch verschüttet oder nur kaschiert verraten. Ist es nicht so, dass wir im Inneren unseres Bewusstseins auch große Erwartungen spüren und oft an der Unerfülltheit tiefer Lebenssehnsüchte leiden? Wir verlangen nach Entfaltung, nach Bedeutend-sein und nach Lebens-Erfüllung. Wir sehnen uns nach dem, was wir unscharf Lebensglück nennen. Aber das Paradies lässt sich nicht herbeischaffen oder häppchenweise einfangen. Die Sehnsucht nach ganzheitlichem (Er-)Leben bleibt und das Leben in Raum und Zeit scheint dafür zu eng. So kann man an der reinen „Diesseitigkeit" auch ersticken.

Die Tradition des christlichen Glaubens empfiehlt einen anderen Weg: die Fragen des Daseins in Raum und Zeit und das Verlangen unseres Lebens ernst zu nehmen und sich dann für die letzte Erfüllung zu öffnen und sich freizugeben, nicht blind, sondern im Vertrauen und im Horizont, die religiös eröffnet werden. In diesem Kontext sind Rationalität und

Vernunft weiter zu fassen als gute Empirie, harte Fakten und ökonomische Rentabilitäten sowie funktionale Formalisierungen, die z. T. weite Bereiche der Gegenwart kennzeichnen. Der Sinn des Lebens ist nicht in den begrenzten Bedingungen unseres Daseins zu erzwingen oder zu sichern, sondern nur indem wir uns einlassen und uns verlassen auf den, den die menschheitsalte Geschichte gelehrt hat, Gott zu nennen. Spuren zu Gott, mehr nicht, aber immerhin.

In dieser Lebensszenerie und in diesem Horizont meine ich den Weg von Sr. Liliane Juchli von der Pflegefachfrau bis zur Lebensberaterin und seelsorglich-therapeutischen Begleiterin verstehen zu dürfen. Sie hat in der professionellen Welt und in Gesellschaft und Kirche diesem Anliegen besonders Profil und Gewicht gegeben. Wie vielen Menschen ist sie Mit-Schwester geworden? Man kann nur eine leise Ahnung davon bekommen, in welch schweren Stunden Sr. Liliane Juchli und mit ihr viele, viele andere Frauen und Männer dem seelischen und körperlichen Leiden von Menschen nahegekommen sind, die eigene Hilflosigkeit und die abgrundtiefen Rätsel des Lebens ausgehalten haben und trotzdem den fragenden, ringenden, verzweifelnden und hoffenden Mitmenschen durch Pflege und Begleitung treu geblieben sind. Man kann nur ahnen, wie viele Menschen in aller Stille und Diskretion für diesen Dienst und diese Treue dankbar geworden sind.

Leo Karrer

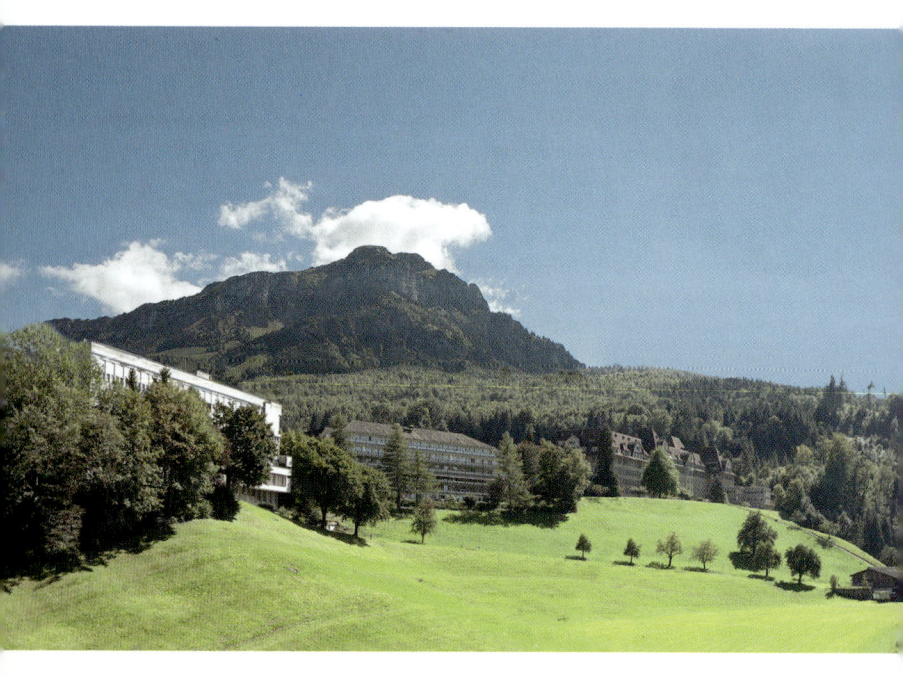

Kloster Ingenbohl

1 | Kinder- und Jugendjahre

Nussbaumen in den Dreißigerjahren

„Ein Mädchen …? Für ein Mädchen komme ich nicht nach Hause", habe der eben frischgebackene Vater, Walter Juchli, gesagt. Die Hebamme, welcher die Mitteilung zugetragen wurde, blieb schweigend am Bett der jungen Mutter stehen.

Lina Jehle-Widmer, eine Persönlichkeit im Dorf, die seit 1924 als Geburtshelferin in Nussbaumen arbeitete und wohl bei den meisten Geburten dabei war, badet das neugeborene Kind und legt es der Mutter in die Arme. Erschöpft flüstert diese: „Klärli, mein Klärli" und streichelt dem Neugeborenen zaghaft über die Wangen. Zwei Kilo neunhundert Gramm schwer, und 51 Zentimeter lang, mit schwarzen Haaren. Lina Jehle wäscht sich die Hände. Kämpft mit den Tränen. „Frau Juchli, ich kann's nicht richten, Ihr Mann ist unabkömmlich." Die Mutter tut so, als ob sie's überhöre. „Mein Klärli" wiederholt sie, während ihr – sei's aus Freude oder Leid – Tränen übers Gesicht perlen: „Er hätte wohl lieber noch einen Buben gehabt", sagt sie zur Hebamme. „Aber mir ist das Mädchen sehr recht, ein gesundes Mädchen." Dass die Situation zwischen ihr und ihrem Mann alles andere als erquickend ist, behält sie für sich. Wer wohl hätte sie verstehen können, da sie doch eben – nur 17 Monate nach Walter, dem Erstgeborenen – Klärli geboren hat.

Der Morgen verspricht einen strahlenden, schönen Herbsttag. Die bunten Blätter zwirbeln durch die Luft. Das Kalenderblatt zeigt den 19. Oktober 1933. Um 3 Uhr 20 ist es geboren, das Kind. Im Sternzeichen der Waage. Drei kleine Dörfer, Rieden, Nussbaumen und Kirchdorf sowie die Weiler Tromsberg und Hertenstein bilden zusammen die Gemeinde Obersiggenthal. Sie alle liegen im Einzugsgebiet von Baden, der Stadt mit dem wichtigsten Arbeitgeber „Brown Boveri & Cie" (BBC), heute ABB.

Rund 2 000 Einwohner zählte Nussbaumen zu jener Zeit. Ein Bauern- oder doch eher ein Fabrikarbeiterdorf? Männer, die keinen Hof bewirtschafteten, arbeiteten als Fabrikarbeiter bei der BBC. Täglich fuhren sie mit den Velos (schweizerische Bezeichnung für Fahrrad; Anmerkung der Redaktion) in die Stadt und wieder zurück. Doch die Nachwehen der Weltwirtschaftskrise (1929 – 1932) waren noch täglich präsent. BBC musste die Belegschaft drastisch reduzieren und viele Angestellte suchten eine neue Arbeit. Unter ihnen auch Walter Juchli, der eben zum zweiten Mal Vater geworden war. Der kräftige Mann hat im Steinbruch Hand angelegt. Schichtarbeit geleistet. Was bedeutete, auch in der Nacht zu

arbeiten. Der Lohn war gering, reichte kaum zum Überleben. Die Jungfamilie wohnte – zusammen mit den Eltern des Vaters – im Parterre von deren Zweifamilienhaus an der damaligen Klostergasse.
Die obere Wohnung wurde vermietet. Jeder Rappen wurde gebraucht. Einteilen und sparsam Haushalten, gehörte zum Alltag. Telefon, Radio oder gar Fernsehen gab es bei Familie Juchli nicht. Die Mutter hatte mitverdient, angepackt und wirkte als Heimarbeiterin für eine Firma in Baden. Wann immer sie konnte, hatte sie Gilets, ärmellose Westen für Männer, genäht. Nur 14 Monate, nachdem Klara Ida geboren war, folgte der kleine Bruder Otto. Für die tüchtige Mutter gab es praktisch keine freie Minute mehr. Obendrauf wusste sie kaum, wie sie Mann und Kinder ernähren sollte. Es war die Zeit, als man mit dem Einkaufsbüchlein in den Konsum und in den Milchladen ging und die Rechnungen am Ende des Monats bezahlte.
78 Jahre später spaziert Klara Ida Juchli durch Nussbaumen. Wer ihr begegnet, ruft „hoi Klärli". Es ist, als hätte sich nichts verändert, und doch ist alles anders geworden. Aus der einstigen Klostergasse wurde später der Talacker und inzwischen ist daraus die Haldenstrasse gewor-

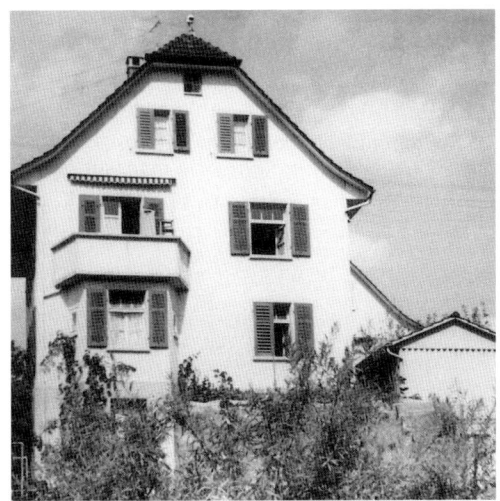

Geburtshaus von Klara Juchli im aargauischen Nussbaumen, unweit von Baden in der Schweiz

den. Wiesen und Äcker mussten Häusern und Straßen weichen. Und – aus dem Klärli ist Schwester Liliane geworden, eine Ordensfrau, welche die Geschichte der Krankenpflege geprägt hat und im In- und Ausland für ihr Lebenswerk ausgezeichnet wurde. Ihr Lehrbuch hat sich rund eine Million Mal verkauft. Auf Wikipedia ist sie unter Obersiggenthal als „Persönlichkeit" aufgeführt.
Sie kennt jeden Winkel in Nussbaumen. Erinnert sich. Erinnert sich gern und mit einer Lebendigkeit, die jene vergangene Zeit für einen Moment aufblühen lässt.

„Es war alles da, was wir brauchten: Konsum, Milchladen, Metzgerei, zwei Bäckereien, ein Mercerie-Laden, eine Böttcherei, ein Schuhmacher, sogar eine Tankstelle war damals schon im Dorf."

Während sie durch ihr Dorf geht, zeigt sie auf die Wirtshäuser „Sternen" und „Waage". Sie erkennt das Schulhaus mit der Turnhalle, wo im Untergeschoss auch die Koch- und Nähschule untergebracht waren.

„Früher plätscherte hier der Dorfbach. Jetzt ist alles zugedeckt. Das Bächlein floss in die Limmat, dort, wo es auch die kleine Badeanstalt, s'Bädli, gab. Da durften wir als Kinder im Sommer immer ins Wasser. Und dort oben, auf der anderen Seite der Limmat, steht die kleine Wallfahrtskirche Mariawil. Nur eine Viertelstunde zu Fuß."

Bereits als kleines Kind sei sie immer wieder ganz alleine dorthin gegangen, was vor allem wachsame Nachbarinnen kritisiert hätten. Das Kind sei ja noch viel zu klein, flüsterten sie hörbar. Die Pfarrkirche jedoch stand in Kirchdorf, was dreißig Minuten Fußmarsch bedeutete.
Sie seien arm gewesen, erzählt Schwester Liliane. Aber bei Weitem nicht als einzige.

„Für den Kindergarten hätten wir 50 Rappen pro Woche bezahlen müssen. Das hatten wir oftmals nicht. Darum ging ich auch nicht lange dorthin".

Gemeinsame Ausflüge gab es selten. Unvergesslich daher der jährliche „Fischertag" an der Reuss. Ans Geldverdienen erinnert sie sich, als ob es gestern gewesen wäre.

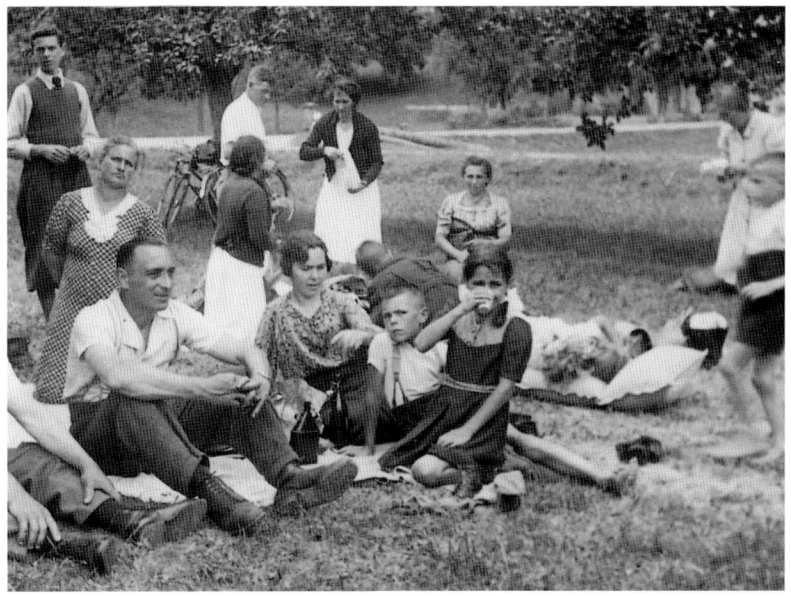

Familienausflug: am „Fischertag" an der Reuss

„Wir mussten mithelfen und haben alles getan, was wir konnten. Zweimal pro Woche abends im Restaurant Sternen ‚Kegel' stellen, über den Mittag Zeitungen austragen, im Frühling Blumen sammeln: Veilchen und Schlüsselblumen. Wir haben diese – wie im Herbst Tannenzapfen und Pilze – auf dem Markt in Baden und noch öfter von Tür zu Tür verkauft. Als der Vater in Andermatt im Militär war, hat er jeden Tag ein Paket mit Alpenrosen nach Hause geschickt. Auch diese wurden verkauft. Und obwohl viel gearbeitet und karg gelebt wurde, blieb nicht viel Geld übrig. Am Morgen haben wir meistens Porridge gegessen, am Mittag Gemüse aus dem Garten, wie zum Beispiel Bohnen, dazu Linsen, Mais oder Kartoffeln und am Abend Pellkartoffeln (Geschwellte) mit Apfelmus."

Die Kinderarbeit hat sich auf die schulische Leistung ausgewirkt. „Wir hatten doch viel zu wenig Zeit für Schulaufgaben." Darum habe es auch geheißen, die Juchlis seien dumm. Da habe sie tun können, was sie wollte, daran habe es nichts zu rütteln gegeben. Klärli war ein scheues Kind und fühlte sich in der Familie oft nicht verstanden, beziehungsweise getragen und kaum motiviert. Von Liebe, Zärtlichkeit und Fürsorge war wenig zu spüren. Es musste alles praktisch sein. Die daraus entstandene Einsamkeit ist möglicherweise der Motor für ihr reiches und intensives Innenleben gewesen. Schon früh wollte sie überall helfen. Die Mutter unterstützen und manchmal auch ganz fremde Menschen. Sie erzählt:

„Ich lief – acht- oder neunjährig – auf dem Heimweg durchs Feld. Plötzlich lag vor mir ein Fahrrad und daneben am Straßenrand ein Mann. Ich blieb stehen. Der Mann war betrunken und lallte – unterbrochen von lautem Schluchzen – die Worte: ‚Ich bin der letzte Dreck.' Zutiefst erschüttert kniete ich neben den Mann. ‚Nein', sagte ich, ‚nein, Sie sind nicht der letzte Dreck. Sie können aufstehen und heimgehen. Ich werde Ihnen helfen.' Und so stützte ich nicht nur den Mann, sondern habe auch noch geholfen, das Velo zu schieben."

Wieso sie das getan und woher sie die Kraft gehabt habe, entziehe sich ihrer Erinnerung. Möglicherweise hatte es damit zu tun, dass sie am Abend unter der Decke oft und heimlich mit der Taschenlampe gelesen hat. Dabei ließ sie sich vor allem vom heiligen Franziskus beeindrucken, von dem eine Legende erzählt, wie er einen Leprakranken aufhob, wusch und küsste und ihm dadurch die ihm innewohnende Würde zukommen ließ.

„Trotz vieler Aufgaben, die wir als Kinder zu erfüllen hatten, blieb uns – vor allem am Sonntag – Zeit zum Spielen. Da trafen sich die ‚Talackerkinder', um sich auszutoben. Weil im Quartier vor allem Buben wohnten – wir waren nur drei Mädchen und sicher ein Dutzend Buben –, waren die Spiele selten mädchengerecht. Auf die Puppe, das einzige Geschenk meines Vaters, war ich zwar sehr stolz, aber ich ließ sie doch besser zu Hause; mein Heidi, so hat das ‚Bäbi' geheißen, wäre zu gefährdet gewesen.

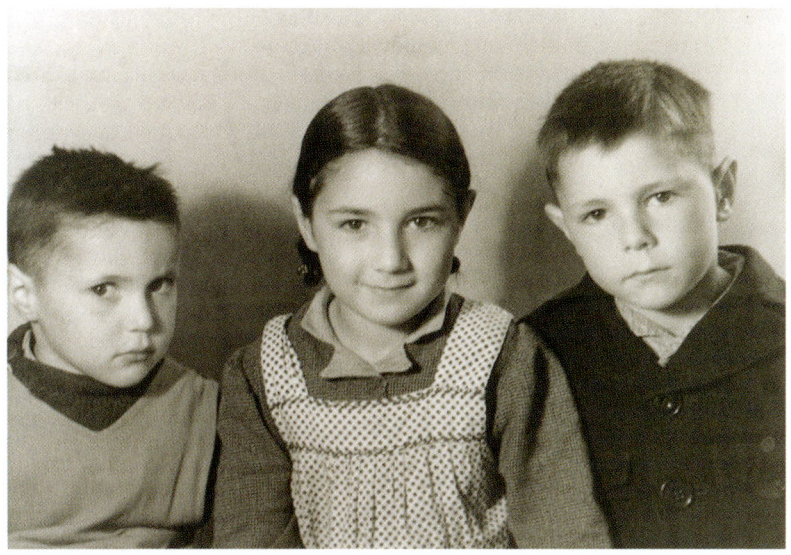

Klara Juchli mit ihren beiden Brüdern Otto und Walter

An Ideen mangelte es uns nie, hatten wir doch Straßen und Plätze des ganzen Dorfes zur Verfügung: ‚Schnitzeljagd', ‚Räuber und Polizei' und das ‚Plänlispiel' gehörten zu den Favoriten. Vor allem das ‚Plänlispiel' hatte es mir angetan. Das ging so: Wir teilten uns in zwei Gruppen. Die erste Gruppe zeichnete mit einem ‚Stecken' – ein dünner, zugespitzter Ast eines Baumes – eine Wegbeschreibung in die Erde, mit möglichst vielen Umwegen rund um die Hausecken herum. Dann zogen wir los. Die zweite Gruppe hatte nun Zeit zu studieren, wo wir sein könnten und musste uns finden.
Die Hauptstraße war ein ebenso beliebter Spielplatz, denn wir hatten ja die ganze Straße zur Verfügung. Dort spielten wir Völkerball, mein Lieblingsspiel. Manchmal jedoch saßen wir einfach auf dem Rand des Dorfbrunnens und zählten die Autos, die vorbeifuhren. Es waren zwar wenige, aber umso mehr beschäftigte uns die Liste, die wir erstellten. Aufgeschrieben wurden Datum, Zeit, Farbe und Marke sowie Kennzeichen der Autos.

Schade, dass diese Listen nicht mehr existieren, sie hätten heute gewiss geschichtliche Bedeutung für die Autoindustrie.
Der wichtigste Spielplatz lag direkt vor der Haustüre: die Baustellen! Da wir im äußersten Haus des Quartiers wohnten und das Dorf sich dauernd vergrößerte, standen uns fortwährend neue Baugruben und Gerüste zur Verfügung. Zwar war das Betreten der Baustelle verboten, aber darum kümmerten wir uns nicht. Wir errichteten mit Sand und Backsteinen eigene Kreationen. Und in den Rohbauten spielten wir ‚Verstecken'. Wir konnten unsere wachsenden Kräfte und Fähigkeiten voll zum Einsatz bringen – jedoch nicht immer zur Freude der Erwachsenen. So sagte mein Lehrer einmal: ‚Wenn du alles so gut könntest wie klettern, dann wärst du gut …'
Etwas Besonderes war, als ich nach langem Bitten endlich, wie meine Freundinnen, in der Mädchengruppe ‚Blauring' mitmachen durfte. Ich erinnere mich ans Basteln, Theaterspielen, die Maiandachten, an die Besuche bei alten Menschen, denen man etwas bringen durfte, oder an das Singen von Liedern am Lagerfeuer. Das Zusammensein und Dazugehören war für mich außerordentlich wichtig."

Vieles, was die junge Klara Juchli erlebte, teilte sie vor allem mit ihrem jüngeren Bruder Otti. Die beiden gingen durch dick und dünn. Dies vor allem, wenn's ums Arbeiten und Geldverdienen ging. „Für eine tote Maus gab es 10 Rappen, denn das Fangen von Mäusen wurde von der Gemeinde honoriert."
Mit den zwei Freundinnen, Dolores Eggenschwiler und Rosmarie Meier, verband sie eine einzigartige Freundschaft, „so, wie sie nur in Jugendbüchern beschrieben wird", sagt Liliane Juchli auch 70 Jahre später.

„Als gemeinsames Zeichen trugen wir eine Masche im Haar, später zierte ein Freundschaftsring unseren Ringfinger. Als Dolores nach Baden in die Bezirksschule ging und wir zwei andern in Nussbaumen in die Sekundarschule, haben wir uns täglich Botschaften auf Zettel geschrieben, die wir unter einem Stein am ‚Konsi-Egge' (Hausecke beim Konsum) versteckten."

Rosmarie erinnert sich noch gut an diese Zeit: „Wir versuchten, jede freie Minute zusammen zu sein. Oft radelten wir mit den Velos durch die Gegend. Unsere Freundschaft – sozusagen ein abgestimmtes Dreier-Team – war wirklich einzigartig. Während der Jahre, da wir im Erwerbs-

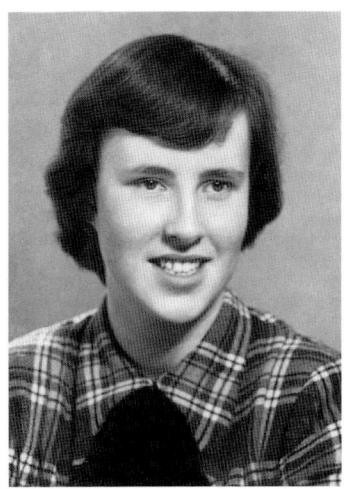 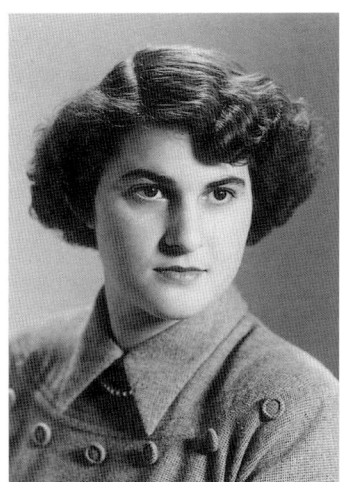

Schulfreundinnen Dolores und Rosmarie

leben tätig waren, wurden die Begegnungen seltener. Seit wir pensioniert sind, treffen wir uns wieder regelmäßig." Und Dolores: „Wir hatten den gleichen Schulweg. Und waren wirklich dicke Freundinnen. Dass der Lehrer Klara bloßgestellt hat, werde ich nie verstehen. Schrecklich! Aber sie war eben ein sogenanntes Arbeiterkind. Heute denke ich manchmal, dass Lehrer sehr alt werden müssten, damit sie noch erleben könnten, was aus ihren Schülern geworden ist. Unsere Klasse jedenfalls ist sehr stolz auf Klara und ihren Lebensweg. Das zeigt sich explizit bei unseren Klassenzusammenkünften."

Ferien in Kaisten

„Was dem Herzen sich entbehrte, / Lass es schwinden, unbewegt; / Allenthalben das Entbehrte / Wird dir mystisch zugelegt", ist bei Werner Bergengruen in „Die himmlische Rechenkunst" zu lesen.

Das, was Klärli Juchli bei den Eltern vermisste, entbehren musste, bekam sie bei ihren Großeltern mütterlicherseits. Diese wohnten in Kaisten, einem Dorf neben Laufenburg, nahe am Rhein. Da Klärli und ihre Brüder Walti und Otti im Frühling und im Sommer zu Hause mitarbeiten mussten, durften sie meist erst während der Herbstferien zu den Großeltern. Für Klärli unvergessliche Tage, an denen sie behütet, gefördert, geliebt und geschätzt wurde: Werte, die sie auch heute mit Kaisten verbindet. Dass auch während dieser Ferien gearbeitet wurde, störte sie nicht. Es war eine andere, eine unbelastete, schöne und glückliche Zeit. Noch heute erinnert sie sich:

„Meine Brüder und ich halfen beim Ernten von Obst sowie Futter für die Tiere. Wir hüteten die paar Kühe auf der Weide, entfachten dort oft ein Feuer, um Kartoffeln und Äpfel zu braten. Das bereitete uns riesigen Spaß und Freude zugleich. Am Abend durfte ich nicht nur die Kühe, sondern auch das Kälbchen, die quietschenden Schweine und die gackernden Hühner füttern. Großvater pflegte die Imkerei und hinter dem Haus – auf dem Kellerhügel – stand das kleine Bienenhaus. So wurde mir der Honig zu etwas sehr Feinem und Speziellen.

War ich nicht auf dem Feld, durfte ich meiner Großmutter in der großen Küche beim Brotbacken helfen. Vor allem das Kneten des Teiges und später das Hineinschieben der Brotlaibe in den riesigen Backofen bereiteten mir Vergnügen. Noch heute, wenn ich daran denke, atme ich den Duft des frischen Brotes. Im Herbst während der ‚Metzgete' saß ich jeweils auf der Eckbank und beobachtete gespannt, wie Großvater zusammen mit dem Metzger Blutwürste zubereitete. Das Umrühren des Blutes in riesigen Kesseln hat mich gewaltig beeindruckt. Ja, es gibt unzählige Erinnerungen. Wenn es bei Großmutter ‚Rösti' (gebratene Kartoffeln) gab, stand die Schüssel in der Mitte des großen Tisches und jeder bediente sich mit seinem Blechlöffel davon. Wenn ich mit meinem Löffel über die unsichtbare Grenze ins Revier meines Großvaters gelangte, schlug dieser mit seinem Löffel auf meinen. So lernte ich auf einfache Weise, dass Grenzen respektiert werden müssen, auch wenn sie nicht sichtbar markiert sind.

Diese Ferien haben mich stark geprägt. Die Großmutter war eine liebe Frau. Ohne viele Worte hat sie, wenn ein Missgeschick geschah, die Situation gerettet. Einmal nämlich bin ich in die Gülle gefallen. Sie hat mich nicht getadelt, sondern getröstet. Das war sehr heilsam. Aber auch der Großvater war ein lieber Mensch. Er hat mich gelehrt, dass man nicht alles selber machen muss. Ich bin damals oft auf dem Heuwagen gestanden und habe das Heu so verteilt, dass auf dem Heimweg nichts verloren ging. ‚Meitli lueg' (Mädchen schau; Anmerkung der Redaktion), hat er dann jeweils gesagt und mir geduldig gezeigt, wie es am besten geht. Ein andermal, als ich vor dem Haus schwere Harasse voller Äpfel aus lauter Begeisterung alleine heben wollte, mahnte er: ‚Meitli überleg doch' und meinte, dass Hilfe annehmen gescheiter sei, als dem Rücken zu schaden. ‚Meitli denk doch', sagte er. Mit diesen Aufforderungen, zu denken, zu überlegen und zu schauen, begannen einprägsame Lektionen, die weit ins Erwachsenenalter hinein und bis heute lebendig geblieben sind."

Mittelmäßige Schülerin

Das pausenlose Eingespanntsein ins Mitverdienen und damit in tägliche Arbeit vor und nach der Schule hinterließ Spuren. Klärli war denn auch nur eine mittelmäßige Schülerin, die oft ihre Aufgaben nicht gemacht hatte, weil die Zeit fehlte.

„Lernen wurde in unserer Familie nicht gefördert. Zwar habe ich leidenschaftlich gern gelesen. Bücher holte ich in der Pfarreibibliothek und habe sie meist heimlich verschlungen.
Als es um die Aufnahmeprüfung in die Bezirksschule ging, durfte ich mich nicht anmelden, weil sich der Lehrer wegen mir nicht schämen wollte. Ich hatte ja auch keine guten Noten und wenn es Prüfungen gab, lagen meine Hefte fast immer weit unten, weil meine Arbeiten knapp genügend waren. Die Hefte mit Bestnoten lagen obenauf und weil jedes Heft seinen eigen Umschlag hatte, wussten alle ungefähr, wer wie benotet wurde. Ziemlich beschämend war dies jeweils."

Klara Juchli, genannt Klärli, hat sich heimlich doch zur Aufnahmeprüfung in Baden angemeldet und ihre Freundin hat sie am entsprechenden Tag

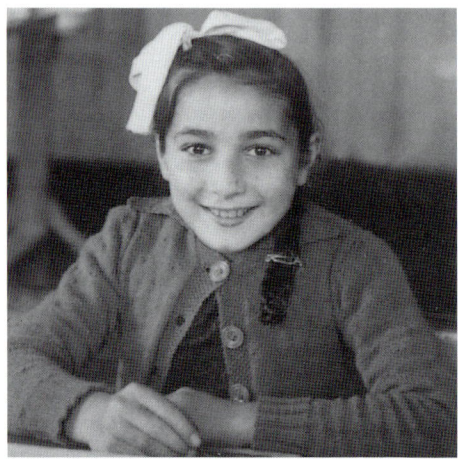

Die Primarschülerin in Nussbaumen

mitgenommen. Und: Klara Juchli hat die beste Prüfung des ganzen Bezirks gemacht. Dass sie trotzdem nicht an die Bezirksschule durfte, hatte damit zu tun, dass die Familie kein Geld für ein Fahrrad hatte und ein solches hätte sie – statt des 45-minütigen Fußmarsches nach Baden – für den Schulweg gebraucht. Zudem war zu Hause ihre Mithilfe im Haushalt gefragt.

Ins Leben entlassen

Nach nur 8 Schuljahren wurde Klara Juchli ins Leben entlassen. Und wie bei so vielen Mädchen jener Zeit wurde entschieden, dass die Tochter ein Jahr in der Westschweiz zu verbringen habe, das obligate „Welschlandjahr" eben.

„Ich wurde nach Oron-la-Ville zu einer Familie mit zwei Kindern geschickt. Gut hätte ich's dort, hat man vorgängig gesagt, ich würde nicht nur französisch, sondern auch den Haushalt lernen. Aber das stimmte überhaupt nicht. Ich wurde ausgenützt und damit ich schneller arbeitete, wurden mir die Anweisungen zur Arbeit auf Deutsch gegeben. Ich durfte

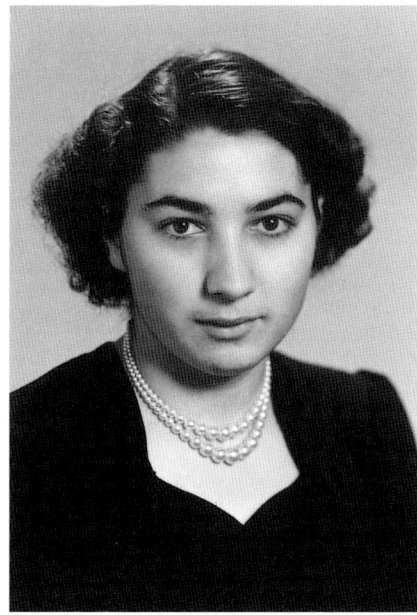

Klara zur Zeit ihres
Aufenthaltes in Yverdon

nicht mit der Familie am Tisch, sondern musste in der Küche alleine essen. Die Kinder freuten sich, mich zu ärgern, und von Familienanschluss keine Spur. Ich weinte vor Heimweh und ging jeden Abend zum Bahnhof, wo ich den Zügen nachschaute, die heimwärts fuhren, Richtung Baden, wie ich dachte. Nach einem halben Jahr holte mich Tante Martha, eine Schwester meines Vaters, die in Yverdon wohnte. Gemeinsam suchten wir in der Zeitung nach einer neuen Arbeit. Das Spital Yverdon suchte just zu jener Zeit junge Mädchen als Schwesternhilfen. Ich war nicht mehr zu bremsen. Zusammen mit der Tante ging ich zum Vorstellungsgespräch. Aber dort hat man gesagt, dass ich mit nur 15 Jahren zu jung sei für diese Aufgabe. Ein Schreiben der Schulpflege Nussbaumen, welches bestätigte, dass ich schulentlassen sei, löste das Problem. Und so durfte ich im Spital Yverdon meine ersten Erfahrungen mit Krankheiten, Sterben und Tod sammeln.

Nach etwa einem Jahr offerierte mir Tante Martha, die zusammen mit ihrem Mann und dessen Familie ein großes Geschäft für ‚Gemüse-Anbau und Verkauf' führte, zu ihnen zu ziehen. Ein Hausmädchen ging weg und so wurde ich an deren Stelle in der Familie aufgenommen. Anfänglich arbeitete ich im Haushalt in der Stadt. Dort betreute ich auch die Kinder, die ich von früheren Ferienaufenthalten bei uns zu Hause in Nussbaumen kannte und liebte. Später war ich im Geschäftshaushalt außerhalb der Stadt tätig, wohnte aber weiterhin bei der Familie. Es war eine außerordentlich gute Zeit für mich. Und als ich wegging, weil noch ein Haushaltlehrjahr zu absolvieren war, vermisste ich Tante Martha wie nie zuvor einen Menschen in meinem Leben. Ich blieb bis zu ihrem Tod, 1973, in Verbindung mit ihr und denke auch heute noch oft an sie."

Ich will Krankenschwester werden

„Während meines Aufenthaltes in Yverdon kam von meiner Mutter die Nachricht, dass sie mich für eine Saallehre angemeldet habe."
Eine Saallehre ... Das bedeutete, dass Klara Juchli hätte Serviertochter werden sollen. Ein Beruf, bei dem man schnell Geld verdient. Und der nur eine kurze Ausbildung verlangt.

„Darum ging es meinen Eltern. Und nur darum. Meine Mutter hatte alles abgesprochen, vereinbart und unterschrieben. Sogar den ersten Arbeitstag meiner Lehre. Aber ich kehrte nicht aus Yverdon zurück und so musste Mutter die arrangierte Lehrstelle absagen. Meine Pläne sahen anders aus: Seit Längerem hatte ich mich recht eigenwillig und eigenständig zugleich nach einem Ausbildungsplatz für die Krankenpflegeausbildung umgeschaut und nähere Informationen eingeholt. Ich musste nun feststellen, dass ich keine anerkannte Haushaltlehre vorweisen konnte, weil die Zeit, welche ich in Yverdon bei der Familie meiner Tante verbrachte, nicht angerechnet wurde."

Doch es blieb noch genug Zeit, denn damals musste man 19 Jahre alt sein, um mit der Ausbildung beginnen zu können. Klara Juchli war eben erst 18 und hatte also noch ein Jahr Zeit. Das vorgeschriebene Haushaltlehrjahr absolvierte sie in Baden bei einer Tierarztfamilie.

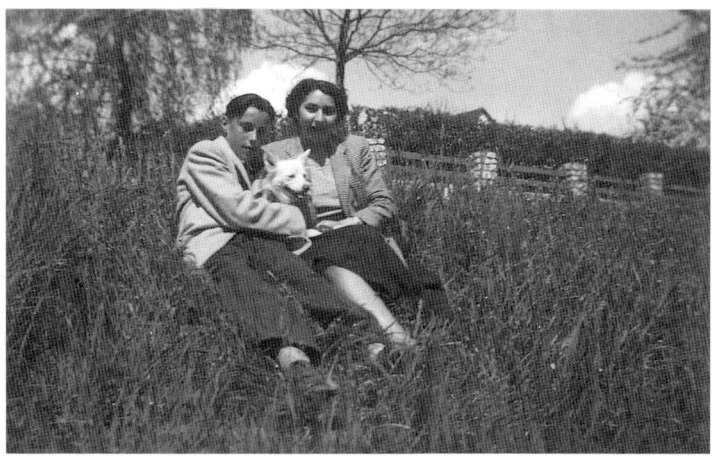

Bruder Otto und Klara mit Finette

„Es war eine gute Zeit. Erstens hatte ich wieder vermehrt Kontakt zu meinen früheren Freundinnen. Und zweitens hat sich die Beziehung vor allem zu meinem jüngeren Bruder Otti intensiviert. Oft kam er am Samstagnachmittag nach Baden und holte mich ab. Es war eine Zeit des Reifens und Werdens, in welcher viele wichtige Entscheide gefallen sind: Darunter solche, die ein Leben lang hergehalten haben."

2 | Ausbildung zur Krankenschwester

Theodosianum Zürich

In die Koffer packt sie – den Vorgaben entsprechend – vier blauweiß gestreifte Arbeitskleider, sechs weiße Latzschürzen, eine „Putzschürze" und eine schwarze für den Ausgang, eine Ansteckuhr sowie wenige persönliche Sachen. Der Himmel ist leicht bewölkt, als Klara Juchli 1953 nach Zürich aufbricht, um dort – gegen den Willen ihrer Eltern – die Ausbildung als Krankenschwester zu beginnen.
Aber warum eigentlich Zürich? Wäre nicht Aarau für eine Aargauerin naheliegender?
Seit Längerem hat sie sich dokumentiert und informiert, wo sie ihre Ausbildung absolvieren könnte. Dazu studierte sie Unterlagen von verschiedenen Krankenpflegeschulen und suchte einen Ort, der ihrer christlichen Grundhaltung entsprach. Klara Juchli hatte im Sommer 1952 das Kloster Ingenbohl besucht. Dort hörte sie, dass in Zürich am Theodosianum, so der Name des Spitals, eine neue Krankenpflegeschule für freie

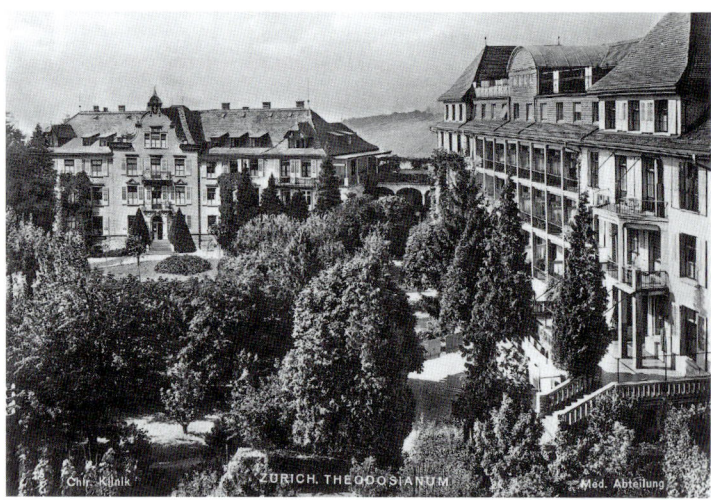

Die chirurgische Klinik (links) und die medizinische Abteilung (rechts) des Züricher Theodosianums in den 1950er Jahren

Schwestern eröffnet würde. Das interessierte! Voll Freude und Begeisterung hat sie sich dort kurze Zeit später vorgestellt, um möglichst schnell – das heißt mit dem ersten Kurs im Herbst 1952 – zu beginnen. Aber – oh weh – sie war vier Wochen zu jung. Sie müsse 19 Jahre alt sein und daher noch ein halbes Jahr warten, hat man ihr gesagt. Die Vorschriften waren streng. Schwester Fabiola Jung, die Klara im neuen Schulhaus, das noch im Rohbau war, empfangen hat, erinnert sich: „Traurig ging sie von dannen und ich dachte, dass sie vielleicht nicht mehr kommt. Aber ich musste konsequent sein. Wir waren damals eine neue Schule und konnten uns keine Fehler erlauben." Tante Martha in Yverdon war nicht unglücklich, dass Klärli zurückkehrte und nochmals ein halbes Jahr in der Familie, die ihr ja bereits vertraut war, mitwirkte. Sechs Monate später war es dann so weit. Im April 1953 fuhr Klara Juchli nach Zürich. Ein neues Leben nahm seinen Anfang.

„Es war ja keine lange Reise von Baden nach Zürich. Und dann mit dem Tram zur Hölderlinstrasse, von wo ich in wenigen Minuten beim ‚Theo' war, wie das Krankenhaus Theodosianum genannt wurde. Als ich vor der Haustür des Schulhauses stand, hatte ich Herzklopfen. Vor Freude und auch ein bisschen vor der Ungewissheit. Schwester Fabiola brachte mich in mein Zimmer. Die Schülerinnen wurden alphabetisch eingeteilt und so teilte ich – Juchli Klara – mein zukünftiges Zimmer mit Jung Alice, die mir für die nächsten drei Jahre sowohl in Zürich wie auch in St. Gallen eine liebe Kollegin war, mit der ich Freud und Leid teilte."

Das Theodosianum
Pater Theodosius Florentini, Mitbegründer der „Barmherzigen Schwestern vom Heiligen Kreuz Ingenbohl" und 1860 zum Generalvikar des Bistums Chur ernannt, kümmerte sich besonders um die Gläubigen in der Diaspora. Seine Idee, die Gründung eines katholischen Spitals in Zürich, konnte jedoch bis zu seinem Tod nicht verwirklicht werden.
Während der Typhus-Epidemie 1884 waren Schwester Kunigunde Schwitzer und Schwester Ilga Huber aus Ingenbohl an das städtische Notfallspital im Hard berufen worden. Sie wirkten dort vom 25. April bis 17. Juli 1884 und erhielten bei ihrem Weggang eine Verdankung des Stadtrates und eine Gratifikation von 400 Franken. Nach diesem Einsatz der Ingenbohler Schwestern nahm der Arzt Dr. Constantin Kaufmann

Verbindung mit Ingenbohl auf und fand in der Generaloberin Schwester Maria Theresia Scherer eine Verbündete. Trotz zeitlicher und finanzieller Belastung richtete diese 1886 in Dr. Kaufmanns Zürcher Privatklinik ein „Spitälchen" ein, das von zwei Schwestern betreut wurde, und erwarb im Herbst 1887 den Gasthof „Schwanen" an der Kreuzstraße. Dieser wurde zum Krankenhaus umgebaut und Anfang 1888 als Privatspital „Theodosianum" eröffnet. Die hohe Kaufsumme und eine fortschreitende Krankheit machten das Projekt für die Generaloberin und ihre Kongregation zu einem Wagnis. Schwester Maria Theresia Scherer starb 1888. Das „Theodosianum" jedoch gedieh und wurde 1898 – als damals modernstes Privatspital – in einem Neubau beim Klusplatz weitergeführt. Bereits 1911 musste der Bau durch einen Ostflügel erweitert werden. In der medizinischen und der chirurgischen Abteilung konnten je 90 Patienten aufgenommen werden.

Nach dem Zweiten Weltkrieg machte sich ein großer Schwesternmangel bemerkbar. Der Generalrat der „Barmherzigen Schwestern vom Heiligen Kreuz" beschloss daher, eine Schule für freie Schwestern einzurichten. Diese wurde dem Theodosianum in Zürich zugeordnet und im Herbst 1952 eröffnet. Die Lektionen erteilen Ingenbohler Schwestern und auswärtige Lehrkräfte. Die Schule genoss innerhalb kürzester Zeit einen guten Ruf, da sie hohe Anforderungen stellte. Sie legte bei aller fachlichen Strenge großen Wert auf eine kulturell wertvolle Freizeitgestaltung und gemeinsames Tun. Bei Festen und Feiern wirkten jeweils der schuleigene Chor und verschiedene Instrumentalistinnen mit. Der „Theo-Geist" verband diplomierte Krankenschwestern, die 1956 eine Vereinigung gründeten, der über 1700 Mitglieder angehören.*

Für Klara Juchli war es das erste Mal, dass sie ein Zimmer teilen musste. „Ein spartanisches neues Daheim: Zwei Betten, zwei Nachttischchen, ein Tisch, zwei Stühle und – das Besondere – jede hatte hinter einem Vorhang ihre eigene Nische mit Lavabo (Waschbecken; Anmerkung der Redaktion) und Schrank."

---

* *Mit Schwestern unterwegs. Texte aus 150 Jahren Krankenpflege in Ingenbohl – Zürich – Schlieren. Theodosianum – Schule für Gesundheits- und Krankenpflege am Spital Limmattal.*

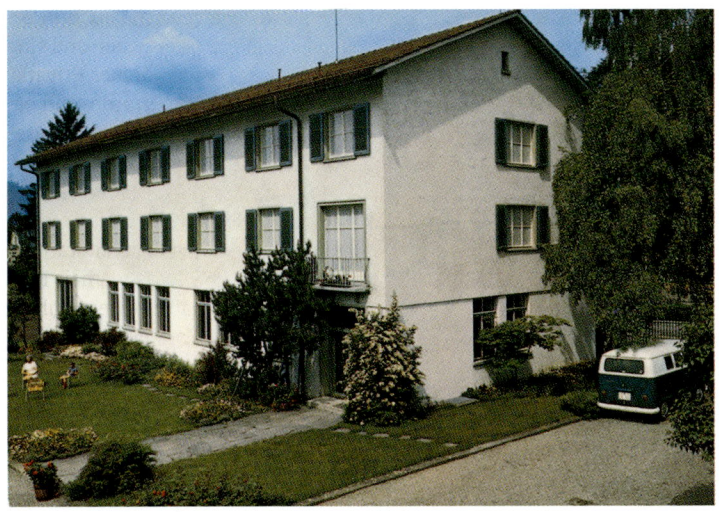

Die ehemalige Krankenpflegeschule am Theodosianum, das heutige Schwesternheim

Die Schülerinnen – zum Teil von weither angereist – wurden ins Schulzimmer gerufen, damit die Plätze zugeteilt werden konnten. „Zielstrebig steuerte ich die hinterste Bank an und ebenso zielstrebig kam Marlies Scherrer dazu. Es war für beide so etwas wie Glück; wir hatten es gut neben- und miteinander." An diesem ersten Tag wurden auch die Schulbücher verteilt. Ein schmales Anatomie- und ein ebenso schmales Medizinbuch sowie das Neue Testament. „Ich blätterte darin mit Ehrfurcht, denn ich besaß bis zu jenem Moment noch nie ein eigenes Buch", erinnert sie sich.
Nachdem alle platziert waren, folgte die Verteilung der Ämtchen: Wandtafel putzen, Zwischenverpflegung richten und so weiter.
„Alice, meine Zimmerkollegin, sagte am folgenden Morgen, dass ich nachts geträumt und gesprochen habe: Und was ich gesagt habe: ‚Das hätte ich auch gekonnt.' Irgendwie passte diese Begebenheit zu mir. Ich wagte doch nie, meine Wünsche zu äußern. Und habe immer gewartet, in der Hoffnung, man würde mich fragen – oder aber man würde meine

Wünsche erraten. Unterdessen wurden die ‚schönen Ämtchen' vergeben. Am Schluss musste ich nehmen, was übrig blieb. Ja – einen langen Weg galt es zu gehen, bis ich lernte, zu mir und meinem Können zu stehen. Die Ausbildung war ein wichtiger Schritt dazu."

Der Vorkurs dauerte drei Monate und beinhaltete vor allem theoretisches Wissen: Anatomie, Physiologie, Hygiene, Medizin, Chirurgie, Spezialgebiete, Berufsfragen und Psychologie. Der damalige Wochen-Stundenplan verlangte auch fünf Einheiten „praktische Krankenpflege". Diese waren aber keineswegs die Favoriten der Schülerinnen. Sie erinnert sich: „Das stundenlange Üben von Lagerungen war eindeutig weniger interessant als die Verheißung des Themas selbst, wie zum Beispiel die ‚Douglas-Lagerung'*, deren Kissenauf- und -abbau mir heute noch in leb-

Der Stundenplan des Vorkurses. Der Unterricht begann am Montag um 8:00 Uhr und endete am Samstag um 11:50 Uhr

---

* *Douglas-Lagerung: Entlastungslagerung mit Beckentieflage in halbsitzender Stellung mit Rückenlehne und Kniestütze.*

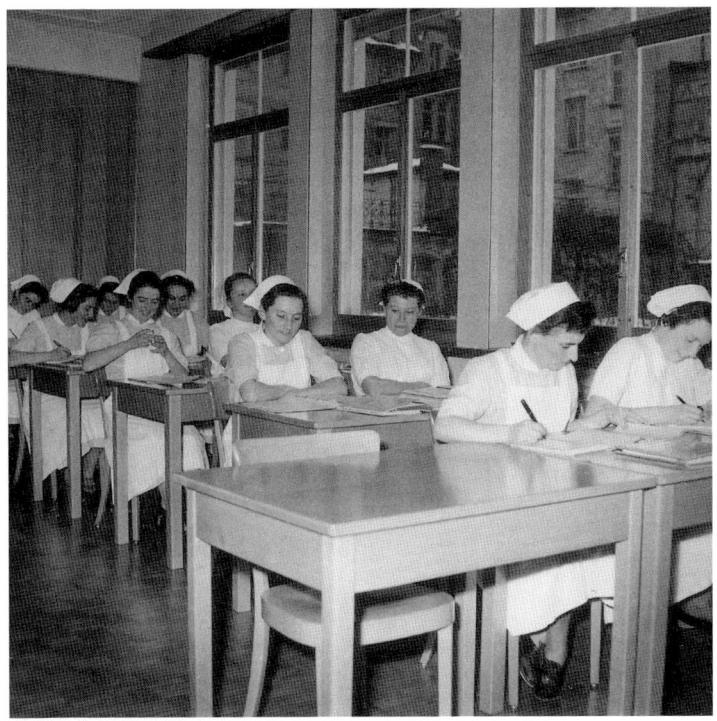

Krankenpflegeausbildung im Theodosianum 1954

hafter Erinnerung ist. Es wurde geübt und geübt, jedoch kaum theoretisches Wissen darüber vermittelt. Im praktischen Unterricht mussten wir, wenn immer möglich, auch die Patientenrolle übernehmen, was bestimmt als sinnvoller bewertet wurde, als an ‚unserer' Puppe zu üben, die oftmals für solche ‚Trockenübungen' gebraucht wurde."
Geist und Klima an der – nicht von Traditionen geprägten – Schule waren aufgeschlossen und lebendig.

„Wir hatten sogar einen eigenen Hausschlüssel, was für die damalige Zeit in Schwesternschulen nicht üblich war. Die Schulschwestern, wie wir

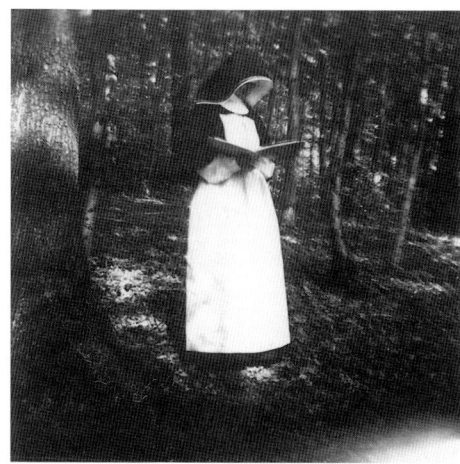

„Erste-Hilfe"-Unterricht im Wald

damals die Unterrichtenden nannten, versuchten mit viel Einfallsreichtum und Kreativität, uns Wissen zu vermitteln. Ich erinnere mich an einen ‚Erst-Hilfe-Unterricht', den wir nicht nur im Schulzimmer, sondern auch im nahen Wald absolvierten. Dort lernten wir, mit dem vorhandenen Material Frakturen zu schienen und behelfsmäßige Verbände anzulegen."

Auf dem Stundenplan stand auch der Begriff „Berufsethik". Dieser war allerdings mehr eine Schulung zum Verhaltenskodex, eine „Knigge-Lehre" sozusagen, als ein Ethik-Unterricht, wie wir diesen heute verstehen.

„Schwester Mafalda Luibrand war dafür zuständig. Sie hat uns denn auch das gute Benehmen beigebracht. Etwa – ‚eine Krankenschwester lächelt nur', denn Lachen wäre nicht angebracht gewesen. Aber auch Anweisungen, wie unsere Tracht zu tragen sei, gehörten in dieses Programm: Dass Dienstkleidung und Tracht nicht mit privaten Kleidern vermischt werden durften, dass Schmuck und Armbanduhren zur Tracht verboten waren, dass jedoch später das Tragen der Brosche obligatorisch sei, wie das Häubchen ‚im Haar sitzen müsse' und dass Pünktlichkeit eine der ersten

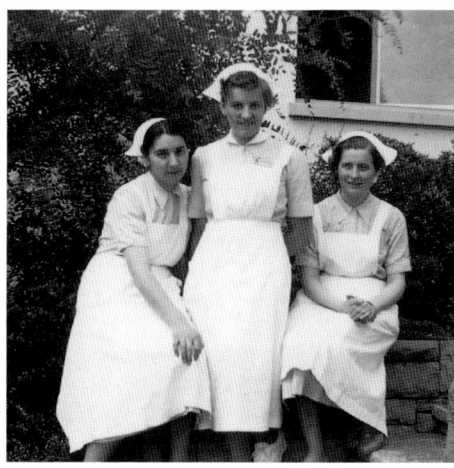

Häubchenfest nach dem Mittelkurs; links Klara Juchli

Tugenden der Krankenschwester sei. Solche und viele andere Weisungen gehörten zum Knigge im Alltag."

Die dreimonatige Grundausbildung wurde mit dem „Hübli-Fest" beendet, also mit der Übergabe der Häubchen, die damals der große Stolz der Krankenschwestern waren. Diese arbeiteten fortan unter Anleitung einer diplomierten Krankenschwester auf verschiedenen chirurgischen und medizinischen Abteilungen, im Operationssaal, im Labor und bei Kindern. Klara engagierte sich mit großem Einsatz und voller Präsenz: Patienten waschen, aufnehmen, mobilisieren, Bettwäsche wechseln und strecken, Essen verteilen und anreichen, Wickel vorbereiten und auflegen, Franzbranntwein oder Heilsalben einreiben. Bei der Behandlungspflege ging es darum, Medikamente zu richten und zu verteilen, beim Verbandwechsel zu helfen und diesen später im Alleingang zu bewältigen. Später durften auch Injektionen vorgenommen und bei Infusionen und Transfusionen assistiert werden. Auch das Putzen der Krankenzimmer gehörte damals noch zum Aufgabenbereich der Schülerinnen.

„Nicht jede Abteilungsschwester war talentiert und vorbereitet für den Umgang mit Schülerinnen. Darüber hat man natürlich gesprochen. Und

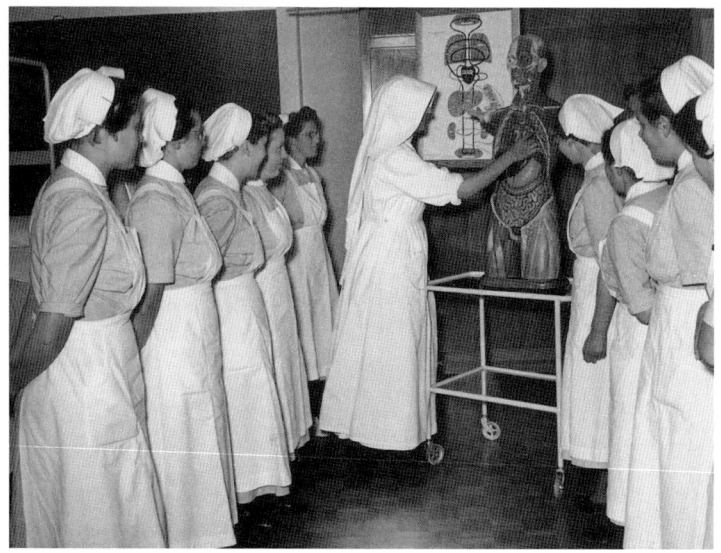

Schwester Fabiola unterrichtet am Phantom

so fühlte man sich auf der einen Abteilung besser und auf einer anderen weniger gut."

Einmal war auch Klara Juchli unglücklich, als sie ungerechterweise Kritik einstecken musste. Kurzum rannte sie ins Schulhaus und wollte dort vom Dachboden die Koffer holen. Als sie im Treppenhaus Schwester Fabiola begegnete und diese fragte, wohin sie denn gehe, habe sie geantwortet, sie gehe heim. „Na also – essen Sie zuerst mit uns, dann diskutieren wir später", habe diese gesagt und so die Situation gerettet. Klara Juchli ist geblieben. „Wir waren die ersten ‚freien Schwestern' und das war für uns, aber auch für die Ordensschwestern, nicht immer einfach."
Der Dienst von morgens früh bis abends ermöglichte intensive, persönliche Beziehungen zwischen Pflegenden und Patienten. Zudem waren Kranke zu jener Zeit noch viel länger hospitalisiert als heute. So konnte man bei vollem Engagement schon mal an Grenzen stoßen.

„Die Betreuung von Schwerstkranken und Sterbenden waren eine große Herausforderung. Ich erlebte zum Beispiel kurz nach Beginn des Praktikums, dass innerhalb von drei Wochen 10 Patienten gestorben sind. Das hat mich arg mitgenommen."

Aber Klara Juchli konnte im Leben bestehen, weil sie spürte, dass sie angenommen und anerkannt war.

„Für mich war die Ausbildung wie ein Frühling. Ein Neuanfang, wo ich mich selber spüren konnte und jemand sein durfte. Zudem blühte ich in der Aufgabe und in der damit verbundenen Verantwortung richtig auf. Das war wunderbar."

Schwester Fabiola erinnert sich, dass Klara Juchli eine eher ernste Schülerin war. „Eine mit einer schnellen Auffassung." Und Marlies Schubiger-Scherrer, die während der Schulzeit neben Klara saß, meint:

„Sie war sehr bescheiden und völlig unauffällig. Wenn wir auf der Station zusammen arbeiteten, hatten wir es immer sehr lustig. Beim Bettenmachen saß jeder Griff. So machte das Strecken und Ziehen auch Spaß. Während der Schulzeit starb meine Mutter bei der Geburt ihres 11. Kindes. Ich war die Älteste. Das war eine sehr schlimme Zeit, die auch Klara miterlebt und mitgetragen hat. Nie werde ich vergessen, wie sich die ganze Familie vor Weihnachten ohne unsere Mutter fürchtete. Und da hat mir Klara offeriert, an meiner Stelle zu arbeiten, damit ich am 24. Dezember am Morgen den Zug nehmen und heimfahren konnte."

Es war denn auch jene Zeit, als Klara ab und zu mit Kolleginnen in die Stadt ging. Dazu haben die jungen Schwestern die Ausgehtracht mit Häubchen und später mit Schleier angezogen. In dieser Aufmachung bekamen sie in den Läden 20 und bei den SBB (Schweizerische Bundesbahnen; Anmerkung der Redaktion) sogar 50 Prozent Ermäßigung.

„Krankenschwester, das war damals noch ein respektierter Beruf. Jedoch für einen sehnlichst erwünschten Besuch im Opernhaus, um die ‚Zauberflöte' zu genießen, reichte das kleine Gehalt von anfänglich 40, später 60 und dann 80 Franken nicht. Im Gegensatz dazu bezahlte man damals für einen Kinoplatz in der vordersten Reihe nur einen Franken. Selten haben sich die Lernschwestern aber einen solchen Spaß erlaubt."

Der theoretische Mittelkurs baute auf dem bereits Erlernten auf und ergänzte die erworbenen Kenntnisse in allen Bereichen der Pflege. Er dauerte lediglich einen Monat. In jenen Wochen besannen sich die 16 jungen Frauen, die sich fortan „Schwestern" nennen duften, auf ihren Klassennamen. Nach einer heftigen Diskussion einigten sie sich auf den Namen „Johanniter". Unter diesem Namen sind alle Absolventinnen des zweiten Lehrgangs für immer in der Chronik auffindbar.
Der Ausbildungsplan – vom „Schweizerischen Roten Kreuz" vorgegeben – verlangte den Einsatz der Lernenden außerhalb des Schulspitals.

„Für unsere Schule waren die Spitäler Flawil, Rorschach und das Kantonsspital St. Gallen vorgesehen. In all diesen Spitälern waren für die Pflege – seit Mitte des 19. Jahrhunderts – Ingenbohler Schwestern zuständig."

So ist zum Beispiel der erste Vertrag mit dem Kantonsspital St. Gallen, datiert 3. März 1878, unterschrieben von einem Dr. Sonderegger sowie von Sr. Maria Theresia Scherer, Generaloberin. In der Folge deckten die Ingenbohler Schwestern über 120 Jahre lang den Pflegebereich ab und erreichten somit, dass 1953 das Spital zu einem wichtigen Ausbildungsort für Krankenpflegeschülerinnen wurde.

St. Gallen

Klara Juchli ging – zusammen mit ihrer Zimmerkollegin Alice und anderen Mitschülerinnen – nach St. Gallen, wo sie am Kantonsspital die praktische Ausbildung auf verschiedenen Stationen vertiefte. Es gab noch kein Schülerinnenhaus, darum logierten die jungen Frauen in verschiedenen Wohnungen: Sechs von ihnen – eine davon war Klara – wohnten im Dachstock an der Kleinbergstraße 12. Bis zum Kantonsspital dauerte der Fußmarsch 15 Minuten. Dieser Weg bedeutete vor allem, noch früher aufstehen.

„Der Arbeitstag am Kantonsspital begann um 6:00 Uhr und in der Frauenklinik, wo ich während zweier Monate ein Praktikum absolvierte, bereits um 5:30 Uhr. Wann immer es Alice und mir möglich war, besuchten wir die Frühmesse um halb sechs. Wenn ich daran denke, höre ich noch heute meinen täglichen Morgenruf: Alice, aufstehen. Es ist fünf nach Fünf."

Erste Morgenarbeiten auf der Station: Fiebermessen, Pulszählen, Ausscheidungen messen und kontrollieren oder für Laboranalysen vorbereiten. Im zweiten und dritten Lehrjahr durften die Lernschwestern auch Blutentnahmen vornehmen und Infusionen stecken.

„Nach diesem ersten Arbeitsschub gab es für die Patienten und uns Frühstück. Anschließend begann die aufwendige Morgenarbeit, die jener im Theodosianum gleichkam. Patienten waschen, mobilisieren, betten, lagern und manchmal für spezielle Untersuchungen und Behandlungen vorbereiten. Nicht selten klingelte ununterbrochen das Telefon, weil jener Mann oder jene Frau sofort zum Röntgen oder zu einer Herzuntersuchung, einem EKG oder auf die Chirurgie in den Operationssaal gebracht werden musste."

Etwas vom Wichtigsten am Morgen: die Arztvisite.

„Wir durften mitgehen und auch Fragen stellen. Kamen Fragen vonseiten der Ärzte, wurden wir zum Nachdenken angeregt. Und – wann immer wir bei Untersuchungen aktiv gefordert waren, blühten wir in unserem jungen Berufsstolz völlig auf."

Auf der allgemeinen Abteilung gab es pro Woche nur einmal Chefvisite. Vorgängig musste alles genau vorbereitet werden, was bedeutete, dass die Patienten möglichst makellos in sauberen Betten lagen, Tische, Nachttische und andere Ablageflächen aufgeräumt und sauber waren.

„Im Vorfeld herrschte eine feierliche Erwartungsstille, denn der Chefarzt wurde von seinem Oberarzt, den Assistenzärzten und den medizinischen Praktikanten begleitet. Wir Schülerinnen bildeten das Ende des Trosses, begierig darauf, möglichst viel von den Gesprächen mitzubekommen."

Nach dem Verteilen des Mittagessens und dem Vorbereiten der Patienten für die Mittagsruhe durften auch die Pflegenden essen. Wie bereits in Zürich, aßen die Lernenden als Gemeinschaft in einem eigenen Esszimmer und wer nicht Mittagsdienst hatte, durfte bis 15:00 Uhr in die Zimmerstunde.

„Der Nachmittag war weniger arbeitsintensiv als der Vormittag. Dies bedeutete, dass wir dann und wann Zeit hatten, mit Patienten zu sprechen oder bei Unruhigen zu verweilen: Zeitoasen, in denen Fragen und Nöte in Worte gekleidet wurden und zwar von Patienten, die des Zuhörens oder Trostes bedurften. Dieser Teil des Berufes hat mich – neben Diagnose und Behandlung – zunehmend fasziniert und mir Befriedigung geschenkt: Solche Gespräche waren mir wichtig und weckten Freude am Beruf. Der Dienst dauerte meistens bis 20:00 Uhr, manchmal aber auch viel länger."

Schwester Klara wirkte auf medizinischen und chirurgischen Abteilungen sowie auf der Nachtwache, mit unterschiedlichen Schwerpunkten.

„Eigentlich war es mir überall wohl, denn etwas Neues habe ich immer gelernt. Am besten jedoch hat es mir dort gefallen, wo ich selbstständig arbeiten konnte. Diese Selbstständigkeit wurde mir im dritten Lehrjahr zunehmend zugetraut.
Auf jeder Station wirkten eine diplomierte Abteilungsschwester und zwei Schülerinnen. Die Pflege war damals unvergleichbar einfacher als heute, jedoch fehlten viele Hilfsmittel, wie zum Beispiel der Patientenheber oder die Rollen am Bett, die den Transport später erheblich erleichterten. Von der Abteilungsschwester hat man vieles mitbekommen, was man wissen musste. Je tüchtiger sie war, desto mehr konnten die Schülerinnen von ihr profitieren."

Die Abteilung 40 auf der Chirurgie war nicht nur die interessanteste Station, sondern auch die lernintensivste.

„Schwester Tarsilia Birk, die Abteilungsschwester, wusste einfach alles und hatte ein besonderes Talent, uns auf das Wesentliche aufmerksam zu machen, unsere Pflegehandlungen kompetent zu begleiten und, wenn immer möglich, zu fördern. Sie zeigte uns nicht nur ‚wie' etwas gemacht wurde, sondern ließ uns auch teilhaben an ihren Erfahrungen, die beacht-

lich waren. Auch die jungen Ärzte haben sie als ‚Meisterin' akzeptiert und von ihr profitiert. Ich habe bei ihr sehr viel gelernt.
Auf dieser Abteilung wurden auch Patienten nach schweren Unfällen und großen Eingriffen versorgt. Sie bedurften einer besonders sorgfältigen Überwachung und so kann man sagen, dass diese Station wohl so etwas wie eine ‚Vorläuferin' der heutigen Intensivstation war. Hier sah ich zum ersten Mal eine ‚Eiserne Lunge*', die bei Patienten mit Ganzkörperlähmung nach einer Kinderlähmung, die in den 50er Jahren – einer Epidemie ähnlich – grassierte, eingesetzt wurde und deren Pflege ein besonderes Können voraussetzte. Später konnten wir den ersten Respirator bestaunen und uns nicht nur in seine Geheimnisse einweihen lassen, sondern auch in die Kunst der Pflege von Patienten, deren Atmung nur dank dieser Maschine aufrechterhalten werden konnte."

Und dann gab es noch das Praktikum in der Frauenklinik. Schwester Fabiola hatte sich dafür eingesetzt und erinnert sich:

„Eine umfassende, gründliche Ausbildung war uns sehr wichtig. Dazu fehlte noch das Praktikum in Wochenbett- und Säuglingspflege. Poldi Trapp, Oberhebamme der Frauenklinik am Kantonsspital St. Gallen, sicherte uns dies zu. Der Start musste mit offenen, engagierten Schülerinnen beginnen. Klara Juchli und Gabriela Siedler bestanden die Probe. Auf Jahre blieb die Türe offen für diese wichtige Spezialausbildung, welche damals die wenigsten Krankenpflegeschulen anbieten konnten."

Am Abend waren die jungen Lernschwestern jeweils recht müde. Es blieb Zeit für einen Schwatz, für Erfahrungsaustausch oder auch für die Hausaufgaben.

„An freien Tagen holten wir uns in der Küche ein Picknick, das in einer Papiertüte verpackt war, und zwar mit dem immer gleichen Inhalt: einer Cervelat, zwei Stück Brot, einem harten Ei und zwei Äpfeln. Solche Tage verbrachten wir entweder mit Ausschlafen oder beim Wandern in der

---

* *Eiserne Lunge: Tankrespirator, historisch bedeutsame, den Körper des Patienten, mit Ausnahme des Kopfes und Halses, luftdicht umschließende Metallkammer.*

Umgebung von St. Gallen. Manchmal reichte es für einen Ausflug ins Alpsteingebiet. Ich habe diese hügelige Ostschweizer Gegend sehr gern gehabt."

Die Zeit in St. Gallen verging schnell. Mit Freude kehrte Schwester Klara nach Zürich zurück, denn in die noch verbleibende Zeit gehörten der Schlusskurs und die Vorbereitungen für das Diplomexamen mit anschließender Diplomierung.

Pflegetagebuch

Weil über den Pflegeberuf selber nur wenige Unterlagen vorhanden waren und es noch keine Fachliteratur für die Pflege gab, wurden die Schülerinnen im zweiten und dritten Lehrjahr – also nach dem Mittelkurs – aufgefordert, während ihrer Zeit auf den Außenstationen ein Pflegetagebuch zu führen. Dabei sollten die drei wichtigen ‚B' geübt werden: Beobachten, Befragen, Beschreiben. Das war eine einmalige Form der Wissensaneignung und Erfahrungsvertiefung, die als Vorläuferin der heutigen Lernwerkstatt bezeichnet werden könnte. „Vielleicht fände man darin – mit viel gutem Willen – sogar erste Ansätze zur ‚Forschung in der Krankenpflege'."
Für Klara Juchli jedenfalls war Tagebuchführen keine lästige Hausaufgabe, sondern eine Herausforderung, sich der Neugierde zu stellen und diese jeder Schüchternheit voranzustellen.

„Ich lag den Abteilungsschwestern und zuständigen Ärzten mit meinen unbequemen Fragen dauernd in den Ohren. Das Nachdenken, Kümmern und Befragen, was Pflege ist und bedeutet, wo sie wie angewendet wird, hat mich fasziniert. Ich wollte nicht nur mehr wissen, sondern vor allem bis ins Detail verstehen, was ich warum wann tun soll. So wurden meine Einträge von Tag zu Tag umfangreicher. Bald brauchte ich ein zweites, ein drittes Heft. Meine Begeisterung an allem, was mit Pflege zu tun hatte, führte so zu einem ‚Sammelwerk', das später als Lehr- und Lernstoff für die Krankenpflegeausbildung unserer Schule gebraucht wurde. Schließlich dienten mir diese gesammelten Wissens- und Erfahrungsschätze Jahre später auch als Grundmaterial für das Krankenpflegebuch."

Diplom

Nach drei Jahren, am 17. April 1956, war es so weit. Klara Juchli wurde zusammen mit ihren Kolleginnen diplomiert. „Wir figurierten als zweiter Kurs in der neuen Schule und daher war der Anlass ein sehr besonderes Ereignis." Am Morgen ging man in die Kapelle zu einem feierlichen Gottesdienst. Professor Dr. R. Gutzwiller sagte in seiner Ansprache, dass die Krankenschwester dazu berufen sei, im Kampf zwischen Licht und Finsternis das Licht ins Dunkle zu tragen: an manches Krankenbett, in manches Menschenherz. Die Schwesternbrosche, welche die Schwestern künftig tragen würden, bringe diesen Gedanken zum Ausdruck: Ein Kreuz, das über einer doppelköpfigen Schlange – der Verkörperung des Bösen – triumphiert und sowohl die leibliche wie die seelische Krankheit besiegt. Die Krankenschwester, so der Festredner, sei nicht nur eine ‚Fürsorgerin' des kranken Leibes, sondern sie könne auch entscheidend helfen, wenn sie in Zusammenarbeit mit dem Seelsorger das seelische Ver-

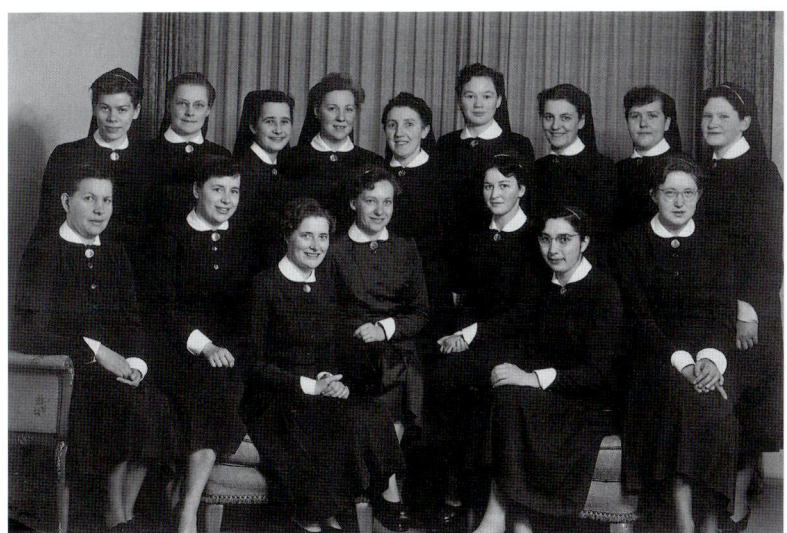

Diplomierung 1956 (Klara Juchli vorne, Zweite von rechts)

sagen des kranken Menschen verhindere, seinen Genesungswillen wecke und stärke.

Später gab Chefarzt Dr. med. Walter Lüthold, Präsident der Schulkommission, jeder Diplomandin mit Glückwunsch das Diplom in die Hand. „Nach dreijähriger, theoretischer und praktischer Ausbildung haben Sie – bestätigt durch das Schweizerische Rote Kreuz und die Schulleitung – das Examen bestanden." Klara Juchli mit einer runden 6 (in der Schweiz gibt es die Noten 6 bis 1: 6 ist die beste, 1 die schlechteste Note). Diese Note hat sicherlich dazu beigetragen, dass der Notendurchschnitt des zweiten Kurses bei sensationellen 5,5 lag, was im Vergleich zum ersten Kurs eine Verbesserung von 0,2 Punkten bedeutete.

In den „Neuen Zürcher Nachrichten" vom 18. April 1956 war zu lesen:

„Der Beruf der Krankenschwester verlangt Idealismus, weshalb in unserer satten Zeit der Schwesternmangel chronisch geworden ist: Er setzt aber auch solide, mit den steigenden Ansprüchen Schritt haltende Berufskenntnisse voraus. Zur guten Krankenschwester gehören beide. Die jüngste Zürcher Schwesternschule, die 1952 gegründete und dem Theodosianum angeschlossene Krankenpflegeschule des Instituts Ingenbohl, hat sich das Ziel gesetzt, diese doppelte Grundlage zu vermitteln, um auf diese Weise einen Beitrag zur Behebung des allgemeinen Schwesternmangels zu leisten. Es handelt sich um eine Schule für freie, das heißt nicht einem Orden zugehörige Krankenschwestern."

Die meisten Absolventinnen blieben denn auch freie Krankenschwestern. Nur deren zwei sind einen Monat nach der Diplomverleihung in den Orden eingetreten: Eine davon war Klara Juchli. Am 17. Mai 1956 wurde sie Kandidatin im Kloster Ingenbohl.

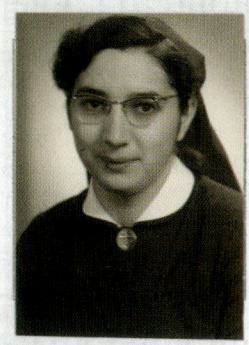 Schwester **Juchli Klara**

Krankenpflegeschule des Institutes Ingenbohl

hat sich das Diplom der

Krankenpflegeschule Theodosianum

am 11.4.1956 erworben.

Das Schweizerische Rote Kreuz:

Die Schulleitung:

am Theodosianum Zürich

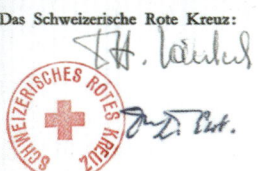
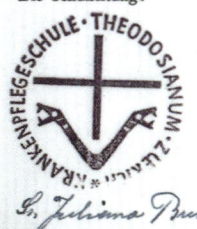

Das Diplom von Klara Juchli

3 | Ingenbohler Schwestern

Leben im Kloster

„Ehre sei dem Vater und dem Sohne und dem Heiligen Geist, wie im Anfang so auch jetzt und alle Zeit und in Ewigkeit. Amen."
Rund 180 Ordensfrauen der „Barmherzigen Schwestern vom Heiligen Kreuz in Ingenbohl" treffen sich jeden Morgen um 6:45 Uhr zur Laudes, dem Morgengebet in der Klosterkirche. Die Laudes gehört zum Stundengebet der Kirche, das auch an anderen Orten von Ordensgemeinschaften gebetet wird. Schwester Christiane Jungo:

„Wir beten im Auftrag der Kirche. Wenn wir schlafen, beten unsere Mitschwestern in Indien und Taiwan. Und wenn wir beten, schlafen unsere Ordensschwestern in Amerika noch. Es ist ein Gebet rund um die Welt, rund um die Uhr. Dieses Eingebundensein stärkt, ist verbindlich und gibt Kraft."

Nach der Laudes und der Heiligen Messe treffen sich die Schwestern zum Frühstück, um anschließend rund 30 Minuten Zeit für das persönliche Gebet, Stille und Meditation zu haben, sich auf den Tag vorzubereiten und sich immer neu auf Gott auszurichten.
Die Laudes beinhaltet unter anderem Hymnus, Psalmen, Schriftlesung, Benedictus (ein Lobgesang), das Tagesgebet sowie Fürbitten. In den Laudes wird in besonderer Weise für das gute Gelingen und die Heiligung des neuen Tages gebetet.
Bei den Fürbitten werden immer auch Sorgen der Menschen, die tagtäglich Ingenbohl besuchen und ihre Anliegen in ein „Fürbitten-Buch" schreiben, ins Gebet mit eingeschlossen. Schwester Christiane: „Wer im Kloster lebt, trägt die Anliegen der Menschen mit und ist über das Gebet auch mit ihnen verbunden."
Der Hymnus ist ein feierlicher Preis- und Lobgesang, dessen Inhalt am Morgen meistens der aufgehenden Sonne gewidmet ist. Das Lichtsymbol für Christus, der von sich sagte: „Ich bin das Licht der Welt."
Die große Zahl der älteren und alten Schwestern ist unübersehbar. Fast alle sind pensioniert und gehen nicht mehr externen Aufgaben nach, sondern nehmen Dienste im Kloster wahr, die ihrem Alter und ihren Kräften angepasst sind. Sr. Christiane:

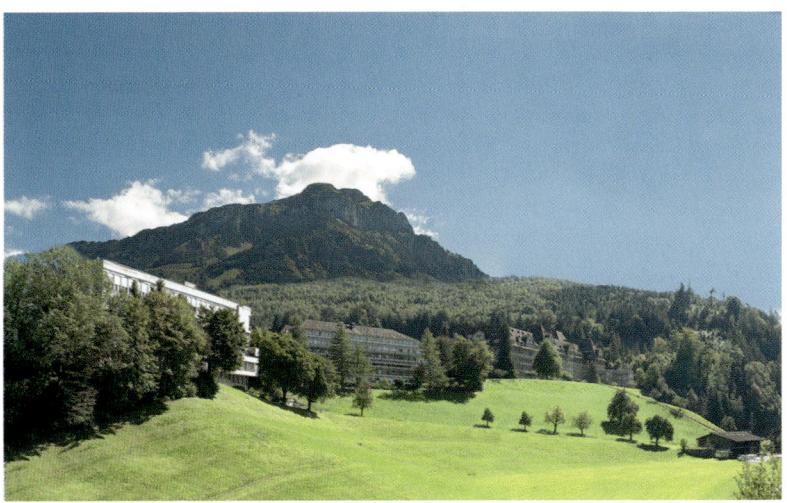

Das Kloster Ingenbohl

„Rund 80 Schwestern leben in der Altersgemeinschaft St. Anna im Mutterhaus, die teils von Mitschwestern, teils von weltlichen Mitarbeiterinnen betreut werden. Weitere 60 Schwestern wirken zum Beispiel im Speisesaal, in der Küche beim Gemüseputzen, im Hausdienst oder im Näh-, Bügel- und Flickzimmer. Andere arbeiten an der Rezeption, in Sekretariaten, im Archiv, im Pilgerdienst, in der Verwaltung und in der Klosterleitung. Einige Mitschwestern besorgen die Sakristei, andere erteilen Nachhilfeunterricht: Es geht darum, dass alle so lange als möglich etwas zum Gesamtwohl beitragen können. Als Klosterfrau wird man nie pensioniert. Schwester bleibt man bis zum Tod. Darum ist es wichtig, dass wir einander wahrnehmen und uns Freude bereiten."

Um 11:50 Uhr treffen sich Schwestern zum Mittagsgebet entweder in der Krypta, am Grab der Gründerin Maria Theresia Scherer, oder – betagte Schwestern – auf der Empore der Kirche.
Die Zeremonie wird mit dem uralten Gebet, dem Angelus, abgeschlossen:
„Der Engel des Herrn brachte Maria die Botschaft und sie empfing vom Heiligen Geist. Und Maria sprach: Siehe, ich bin die Magd des Herrn, mir

geschehe nach Deinem Wort. Und das Wort ist Fleisch geworden und hat unter uns gewohnt."

Nach dem Mittagessen ziehen sich die Schwestern zurück. Dem Alter entsprechend gönnen sie sich Ruhe, lesen, schreiben oder machen einen Spaziergang. Am späteren Nachmittag bleibt Zeit für verschiedene Dienste. Sr. Christiane zum Beispiel arbeitet im Pilgerdienst und weiß davon viel zu erzählen:

„Jeden 16. des Monats feiern wir um 10:30 Uhr einen Pilgergottesdienst. Ursprünglich wurde diese Idee anlässlich des hundertsten Todesjahres von Mutter Maria Theresia Scherer, 1988, eingeführt. Aber es kamen derart viele Leute, dass daraus eine Tradition entstanden ist, die bis heute für Menschen aus der ganzen Schweiz und dem nahen Ausland nichts an Attraktivität eingebüßt hat. Die Kirche ist meistens voll. Aber auch an ganz gewöhnlichen Tagen reisen Leute – zum Teil von weither – nach Ingenbohl. Manchmal sind es auch Schulklassen, die sich mit dem Klosterleben auseinandersetzen. Viele Gläubige, die regelmäßig kommen, erleben im Kloster eine ‚spirituelle Heimat'. Sie wissen, dass sie hier eingebunden sind. Wir sind acht Schwestern, die im Pilgerdienst arbeiten. Manchmal werden wir telefonisch kontaktiert oder per E-Mail oder brieflich angeschrieben, damit wir für einen Menschen beten, zum Beispiel vor einer großen Operation oder wenn sonst Schwierigkeiten bestehen. Solche Anliegen schreiben wir auf Karten und legen sie auf die Emporen, wo die betagten Schwestern ihren Gebetsplatz haben. Übrigens: Alle unsere Gottesdienste werden mit einer Übertragungsanlage in die Schwesternzimmer übertragen. Da viele der älteren und kranken Mitschwestern den Weg in die Kirche nicht mehr gehen können, sind sie auf diese Weise mit der betenden Gemeinschaft in der Klosterkirche verbunden."

Um 18:00 Uhr treffen sich die Ordensfrauen zur Vesper, dem Abendgebet. Nach dem Nachtessen ziehen sich die Schwestern zurück. Individuell beenden sie ihren Tag mit der „Komplet", dem Nachtgebet der Kirche, oder mit einem persönlichen Gebet wie zum Beispiel: „In Deine Hände, Herr, empfehle ich meinen Geist."

Ingenbohl heute

Heute leben weltweit rund 3 500 Schwestern in 450 Gemeinschaften. Ihr gemeinsamer Nenner heißt, nach innen und außen gerichtet: „Spiritualität und Solidarität." Wesentlich ist, dass Frauen jeden Alters verbindlich zusammenleben und sich gegenseitig im Auf und Ab des Lebens stützen. Sie sehen ihren Auftrag darin, aus dem Glauben heraus offen zu sein für Menschen in Not. Dabei ist deren Anliegen entscheidend und nicht die Glaubenszugehörigkeit oder ideelle Überzeugung.
In der Festschrift „Hoffnung leben, 150 Jahre Barmherzige Schwestern vom Heiligen Kreuz Ingenbohl 1856 – 2006", ist zu lesen:

„Die Ingenbohler Schwestern waren nie auf ein Spezialgebiet ausgerichtet. Als Schwerpunkte über Jahrzehnte und über Länder hinweg lassen sich ausmachen: Bildungsarbeit bei Kindern, Jugendlichen und Erwachsenen, Krankenpflege und medizinische Spezialgebiete, Betreuung betagter Menschen, Sozialarbeit in Heimen und anderen Institutionen, pastorale Aufgaben im Dienst der Ortskirchen oder der Gemeinschaft, hauswirtschaftliche Dienste und administrative Aufgaben. In den meisten Ländern liegt der Akzent auf Frauenförderung. Auch wenn unsere Werke nach betriebswirtschaftlichen Grundsätzen geführt werden, sind sie nicht gewinnorientiert. Im Mittelpunkt aller Bemühungen steht der Mensch. Die Satzungen empfehlen uns in dieser Hinsicht, nicht müde zu werden, um neue Wege zu suchen –, selbstverständlich innerhalb unserer personellen und finanziellen Möglichkeiten.
Früher war Ingenbohl ausschließlich eine Institution, die von den Schwestern selbst geführt wurde. Heute arbeiten wir vermehrt mit Fachleuten zusammen, die nicht dem Orden angehören."

Zurzeit besuchen rund 380 Schülerinnen und Schüler das Internat und Externat „Theresianum", eine Stiftung des Klosters Ingenbohl. Im bilingualen Gymnasium Deutsch/Englisch werden junge Menschen auf die Matura (Schulabschluss in der Schweiz, vergleichbar mit dem deutschen Abitur; Anmerkung der Redaktion) vorbereitet.
Die einzige Fachmittelschule im Kanton Schwyz schließt unmittelbar an die obligatorische Schulzeit an. Während der dreijährigen Schulzeit bekommen die Absolventinnen und Absolventen eine grundlegende Ausbil-

dung, von der aus sie – je nach Interessen und Fähigkeiten – ihren individuellen Bildungsweg weitergehen können.

Ebenfalls bietet Ingenbohl eine „Orientierungsschule" – siebtes bis neuntes Schuljahr – für junge Leute, die noch auf der Suche nach ihrem Weg sind. Der Unterricht ist individuell und jede Schülerin wird persönlich begleitet.

In der Schule unterrichten heute keine Ordensschwestern mehr. Die Fachmittelschule ist vom Kanton Schwyz subventioniert, was bedeutet, dass jetzt auch junge Männer sie besuchen.

Nach wie vor wirken Ingenbohler Schwestern in Mittel- und Südosteuropa, in Indien, den USA, in Uganda, Taiwan, Brasilien und in Perm, Russland. Ihre verschiedenen Einsätze werden den Bedürfnissen der Zeit angepasst. So reisten im Dezember 2004, nach dem Meerbeben und dem folgenden Tsunami, die Ingenbohler Schwestern aus Süd-Indien in die betroffenen Gebiete von Sri Lanka und Thailand. Sie schrieben: „Wir sahen die Zerstörungen und konnten nicht wieder heimgehen. Es war, als ob eine innere Kraft uns zwingen würde, bei den Menschen zu bleiben, die alles verloren hatten" (Festschrift „Hoffnung leben", 150 Jahre Barmherzige Schwestern vom Heiligen Kreuz Ingenbohl 1856 – 2006).

Das Ordensleben hat sich während der letzten 50 Jahre, seit Sr. Liliane in den Orden eintrat, stark verändert. Die Ordensschwestern aus Ingenbohl waren und sind aufgefordert, die Zeichen der Zeit zu erkennen und entsprechend zu handeln. Das ist nicht immer einfach. Neigt sich heute, was einst als Aufbruch gelebt wurde – weil Nachwuchs fehlt – dem Ende zu?

Geschichte des Klosters

Sr. Christiane Jungo weiß um die Anfänge.

„Jede Zeit hat ihre Probleme. Aber auch ihre Propheten. Das 19. Jahrhundert wurde geprägt durch seine technischen Errungenschaften, seine Armut, seinen Bildungsnotstand und eine Politik, die für die sozialen Aufgaben und Verpflichtungen kaum etwas getan hat. Für diese Zeiterscheinung jedoch hatte Pater Theodosius Florentini aus dem Münstertal im Kanton Graubünden ein Gespür: Ein Mensch, der nach praktischen Lösungen suchte. Er griff zu einer Art Selbsthilfe, indem er eine religiöse Frauengemeinschaft gründete, die sich der „Schule und Caritas" verpflichtete. Damit hoffte er, auf seine Weise ein kleines Stück Welt verbessern zu können. Er war auch unglücklich darüber, dass die Kirche sich nicht darum kümmerte und war der Meinung, es gehöre zum kirchlichen Auftrag, für das geistige und leibliche Wohl der Menschen zu sorgen."

Seine ersten Pläne schmiedete er in Baden, Kanton Aargau. Er ließ drei junge Frauen, die sich dem Ordensleben zuwenden wollten, zu Lehrerinnen ausbilden. Ihnen wurde 1844 als erste Aufgabe die Führung einer Mädchenschule in Menzingen, Kanton Zug, übertragen. Sie nannten sich ‚Lehrschwestern vom Heiligen Kreuz in Menzingen'. Diese kleine klösterliche Gemeinschaft – der sich die 20-jährige Katharina Scherer aus Meggen, Kanton Luzern, 1845 anschloss – wuchs sehr rasch, sodass bald in zahlreichen Gemeinden der Zentralschweiz Schulen gegründet oder übernommen werden konnten.

1845 wurde Pater Theodosius Dompfarrer in Chur. Er machte sich schnell einen Namen als engagierter Seelsorger, berühmter Prediger und feuriger Sozialapostel. In kurzer Zeit brachte er die katholische Volksschule seiner Pfarrei, die sogenannte Hofschule, wieder auf gute Bahnen und gründete ein Pensionat für höhere Mädchenbildung.

Um der unbeschreiblichen Armut des Volkes entgegenzuwirken, führte er Heimindustrie wie Seidenweberei, Stickerei, Strohflechterei und Baumwollweberei in die Familien ein.

Weil der Staat weder für die Kranken noch die Armen sorgte und er sein Vorhaben auf zwei Säulen bauen wollte, das heißt nicht nur der Bildung verpflichtet, sondern auch der Caritas und damit der Pflege von Kranken, Behinderten, Armen und Waisen, schaffte er einen zweiten Zweig.

Dazu erbat er von der ersten Oberin in Menzingen, Mutter Bernarda Heimgartner, die Lehrschwester Maria Theresia Scherer. Mit ihr zusammen eröffnete er 1852 in Chur das kleine Spital Planaterra, welches 1853 durch das größere Kreuzspital Chur ersetzt wurde.

Schwester Renata Pia Venzin schreibt auf der klostereigenen Homepage:

„Die Behörden von Chur verhinderten den Ausbau des Kreuzspitals. Deshalb erwarb Pater Theodosius 1855 in der Zentralschweiz den Nigg'schen Hof, ein Bauerngut auf einem Hügel Ingenbohls am Vierwaldstätter See gelegen. Im Frühling des folgenden Jahres bezogen die Schwestern mit Heiterkeit und Gottvertrauen die neue ‚Behausung', in der es praktisch an allem fehlte. Der Bauernhof entwickelte sich zum ‚Mutterhaus'. 1857 wurde Schwester Maria Theresia Scherer zur Generaloberin gewählt, nachdem 1856 die Lehrschwestern in Menzingen und die Barmherzigen Schwestern in Ingenbohl durch bischöflichen Entscheid zu zwei selbstständigen Instituten erklärt worden waren. Theodosius Florentini, seiner Zeit im Denken um Jahre voraus, war längst zu einem europaweit bekannten Sozialreformer geworden, bewundert von den Zeitgenossen, jedoch ohne die nötige finanzielle Hilfe für seine Unternehmungen und daher sich selbst überlassen. Mit ihm Schritt zu halten, stellte auch für die junge Generaloberin eine große Herausforderung dar, welcher sie jedoch mit der ganzen Kraft ihrer Persönlichkeit standhielt" (http://www.kloster-ingenbohl.ch).

Nachdem am 14. Februar ein Hirnschlag Pater Theodosius Florentini gelähmt hatte, starb er – mitten aus seiner rastlosen Tätigkeit für alle unerwartet – am 15. Februar 1865.

Die Generaloberin stand vor fehlgeschlagenen Fabrikunternehmen und einem Schuldenberg. Zusammen mit ihren Mitschwestern übernahm sie, in Treue zum geistigen Erbe des Gründers, die ganze Konkursmasse und rettete das Institut und den Namen des Gründers.

Es war eine mit Arbeit, Sorgen, Bitterkeit und Entbehrungen randvoll gefüllte Zeit, die sie zu bewältigen hatte. Mutter Maria Theresia Scherer reiste durch halb Europa, besuchte Mitschwestern in den verschiedenen Niederlassungen, gründete Kinderheime, Schulen, Krankenhäuser und Altersheime. Sie kannte keine Schonung für sich selbst, schreckte vor keiner Demütigung zurück und begegnete ohne jegliche Furcht jeder Ungerechtigkeit. Wohin sie auch kam, ihr klares Urteil, ihr gütiges Wort, ihr anspruchsloses Wesen und die ruhige Heiterkeit ihrer Seele bedeuteten für alle Ingenbohler Schwestern Zuversicht, Trost und Ermunterung. Weckten Selbstvertrauen und mobilisierten ungeahnte Kräfte. Als kostbares Vermächtnis hütete sie zeitlebens die letzten geschriebenen Worte von Pater Theodosius: „Im Notwendigen Einheit – im Zweifel Freiheit – in allem die Liebe." Obwohl die Worte von Augustinus stammen, umschreiben sie treffend, was Pater Theodosius suchte und wünschte.

Trotzdem die Oberin krank wurde, kämpfte sie weiter, ohne zu klagen. Am 16. Juni 1888 ist sie gestorben.

Hatte Ingenbohl 1888 lediglich 1 596 Schwestern in 397 Häusern, waren es 1920 weltweit bereits 6 458 Schwestern. Davon arbeiteten 1912 in der Schweiz. Den höchsten Mitgliederbestand erreichte das Institut 1940.

Damals zählte die Ordensgemeinschaft 9 638 Schwestern, verteilt auf 987 Niederlassungen. Davon wirkten 2 461 Schwestern in der Schweiz.
Heute zählt die Ordensgemeinschaft weltweit noch 3 500 Schwestern. Davon leben 545 in der Schweiz (Statistik des Klosters Ingenbohl, 2012).

Pater Theodosius Florentini
Theodosius Florentini wurde am 23. Mai 1808 in Müstair als Anton Crispin Florentini geboren.
Als 17-Jähriger trat Florentini dem Kapuzinerorden bei und erhielt bei der Profess 1826 den Ordensnamen Theodosius. 1830 wurde er in Sitten zum Priester geweiht. Bis 1841 war er in Baden als Novizenmeister, Guardian und als Lehrer für Philosophie und Theologie tätig.
1844 gründete er mit Schwester Bernarda Heimgartner das Institut der Lehrschwestern vom Heiligen Kreuz in Altdorf. Später zog die Gemeinschaft nach Menzingen, wo das erste Mutterhaus entstand. Zwischen 1845 und 1858 wirkte Florentini als Pfarrer in Chur, später als General-

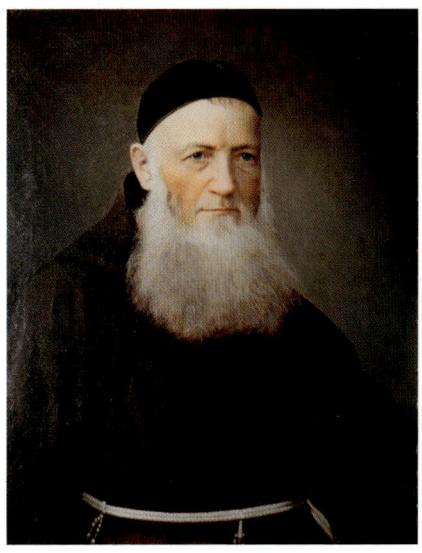

Pater Theodosius Florentini

vikar des Bistums. Bereits 1852 gründete er im Haus Planaterra in Chur ein kleines Spital. Weil die Behörden von Chur den Ausbau zu einem Kloster verhinderten, erwarb sich Pater Theodosius in Ingenbohl den Nigg'schen Hof, ein Bauerngut, das sich zum Mutterhaus der Ingenbohler Schwestern entwickelte. Pater Theodosius nahm sich – weit über die Schweizer Grenzen hinaus – der sozialen Fragen an.
Am 15. Februar 1865 starb er – nach einem Hirnschlag – unerwartet, mitten aus seinem engagierten Leben heraus.

Mutter Maria Theresia Scherer
Anna Maria Katharina Scherer wurde am 31. Oktober 1825 geboren. Sie war das vierte von sieben Kindern des Ehepaares Scherer-Sigrist, das in Meggen am Vierwaldstättersee ein kleines Bauerngut betrieb.
Mit 16 Jahren trat das Mädchen eine Stelle im Bürgerspital Luzern an. Eine Wallfahrt nach Einsiedeln ließ sie ihre Berufung zum Ordensleben

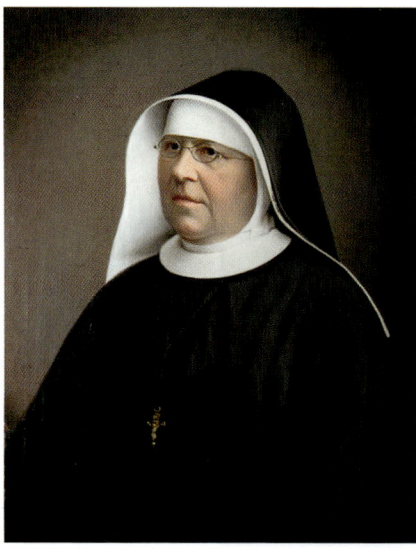

Mutter Maria Theresia Scherer

erkennen. Am 1. März 1845 trat sie dem von Pater Theodosius Florentini gegründeten Lehrschwesterninstitut bei, das in Menzingen sein Mutterhaus erhalten sollte. Als Schwester Maria Theresia Scherer legte sie noch im Herbst desselben Jahres ihr erstes Gelübde ab. Nach einem Praktikumsjahr in Galgenen wirkte sie in Baar und anschließend in Oberägeri als Lehrerin und Oberin der kleinen Gemeinschaft.

1850 berief Pater Theodosius sie in das Armen- und Waisenhaus von Näfels; dort wurde sie zur Armenmutter. 1852 übertrug er ihr die Leitung des kleinen Spitals in Chur. Vier Jahre später musste sie sich entscheiden, ob sie im Lehrschwesterninstitut von Menzingen verbleiben oder ob sie als Barmherzige Schwester der erweiterten Gründung des Pater Theodosius angehören wollte. Nach langem Gebet und reiflicher Überlegung sah sie sich im Dienst der Armen und Kranken und folgte dem Stifter.

Als Generaloberin von Ingenbohl leitete sie das schnell größer werdende Institut der Barmherzigen Schwestern vom Heiligen Kreuz. Sie sandte Schwestern in Armen- und Waisenhäuser, in Spitäler und Schulen, besonders auch zu Behinderten. Sie hatte sich den Grundsatz von Pater Theodosius zu Eigen gemacht: „Was Bedürfnis der Zeit, ist Gottes Wille." Trotz schwerer körperlicher Leiden besuchte sie die Niederlassungen ihrer Gemeinschaft im In- und Ausland. Überall schenkte sie den dort tätigen Schwestern Aufmerksamkeit und bemühte sich, ihnen Mutter zu sein.

Mutter Maria Theresia starb am 16. Juni 1888 in Ingenbohl.

Am 29. Oktober 1995 wurde sie von Papst Johannes Paul II. in Rom selig gesprochen.

4 Berufung zum Ordensleben

Erwachen, Offenheit und Werden

Was sich beim Kind zu Hause und somit in der Familie nicht hatte berühren lassen, öffnete sich für weitere, ungeahnte Dimensionen. Klärli beobachtete das Marienkäferchen auf ihrer Hand mit besonderer Anteilnahme. Ihr Blick zum Himmel war mit Sehnsucht gefüllt und mit vielen – damals noch nicht in Worte zu fassenden – Fragen. Die Sterne leuchteten in ihr Innerstes, weckten Fragen und Staunen. Ja, Klärli war ein staunendes Kind und mit ihren Fragen, ihrem Staunen und damit ihrer zarten Kinderwelt oft ein bisschen einsam. Kein Wunder, verzog sie sich schon als Sechsjährige am liebsten ins Kirchlein auf der anderen Seite des Flusses. Dort durfte sie geborgen sein, mit sich und ihren Gedanken. Und so

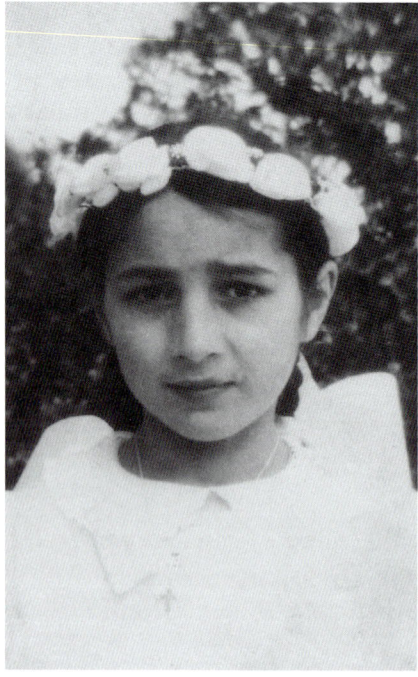

Klara Juchli als Erstkommunikantin

ging sie, wann immer sie konnte, vor den Tabernakel zum Gott, den sie nicht kannte und doch wusste, dass es ihn gab. In dieser nach Ewigkeit duftenden Wallfahrtskirche ließ sie sich – im Innersten der Seele – berühren. Sie war ergriffen, ohne zu verstehen, was ergreift und warum. Das Geheimnis umhüllte sie wie ein Federkleid. Ein Zauber? Nicht von ungefähr hatte der Dorfpfarrer Josef Jetzer der Neunjährigen einmal gesagt: „Du hast ein starkes, ja ausgeprägtes Innenleben." Worte, die ihr geblieben sind, ohne dass sie diese richtig verstanden hätte. Geheimnisse suchen nicht nach Ausdruck. Sie sind nach innen gerichtet.

Das Kind, das heimlich viel gelesen hatte, stellte sich vor, dass es so werden möchte wie der heilige Franziskus. Klärli Juchli wollte den Bedürftigen helfen. Nicht nur vielen, sondern allen. Wie sie älter wurde, verschlang sie Missionszeitschriften und blühte auf beim Lesen von Heiligengeschichten. Sie war noch jung, als sie darüber nachzudenken begann, später allenfalls in die Missionen zu gehen, um den Armen zu helfen.

Eines Tages, sie war eben erst 17 Jahre jung, passierte etwas, das sie noch heute bewegt: Sie erinnert sich an Ort und Stunde, als ob es gestern gewesen wäre.

„Ich war mitten auf der Straße. Und plötzlich stand ich still. Wie vom Blitz getroffen. Wie außerhalb der Welt. Und erfuhr ein inneres Wissen: ‚Ich gehöre ganz meinem Gott. Für immer. Nichts wird mich je davon abhalten.' Die Botschaft war derart mit Kraft, Licht und Klarheit gefüllt, dass sie nie mehr wegzudenken war und ist. Wie benommen ging ich danach den ganz alltäglichen Weg weiter."

Damals wusste sie genau, dass etwas geschehen war, worüber sie mit anderen Menschen nie würde sprechen können. Ein Geheimnis hatte sie berührt, ergriffen. Ähnlich wie früher in der Wallfahrtskirche, als sie ehrfürchtig vor dem Tabernakel stand und staunte. Nur viel mächtiger, allumfassender. Der Dienst an den Menschen, der Wunsch, Missionarin zu werden, bekam eine noch stärkere Ausrichtung: die Hingabe an Gott. Von jenem Moment an war Klara Juchli innerlich eine andere geworden. Sie hatte die in der Seele vernommene Botschaft in und mit sich getragen, als ginge sie fortan mit Gott. Und dieser Gott war in ihr. Und hat sie geführt und begleitet. Bis heute.

Als 18-Jährige ist sie auf ein Angebot für Exerzitien in Ingenbohl gestoßen. „Von diesem Ort hatte ich bis zu jenem Moment noch nie gehört." Also fuhr sie in die Innerschweiz. Dort schrieb sie ihre Notizen mit einem Füllfederhalter in ein kleines Büchlein. Wie die Tinte ausging, fragte sie die Schwester an der Pforte, ob sie Tinte nachfüllen könnte.

„Die Schwester tat dies auf meine Frage, und als ich mich bedankte, antwortete sie: ‚Im Dienste Gottes.' Diese Antwort hat mich nie wieder losgelassen. Sie blieb bei mir bis heute, auch durch Krisen hindurch."

Später am Grab der Klostergründerin, Mutter Maria Theresia, schloss Klara mit sich so etwas wie einen Vertrag, wusste sie doch, dass die Ingenbohler Schwestern auch in Missionsgebieten tätig sind. Mit heiliger Entschlossenheit sagte sie zu Mutter Maria Theresia: „Da bin ich, brauche mich." Nur wenig Schriftliches hat diese Zeit überdauert, wohl aber dieser Vertrag, der eigentlich eine Bitte ist:

„ ‚Mutter Maria Theresia lehre mich opfern, wie du geopfert, lieben, wie du geliebt, beten, wie du gebetet'. An diesem ‚Lehrvertrag' hat sich bis heute nichts geändert. Die Leidenschaft der Hingabe brannte wie ein Feuer: ‚Dienst an den Menschen zur Ehre Gottes'."

Das Gespräch der Jugendlichen am Grab der Gründerin gipfelte in einer ersten Weihe der Hingabe, die der Exerzitienleiter, Pater Staudinger, entgegennahm und während der Eucharistiefeier auf den Altar legte: „Für immer."
Klara Juchli hatte ihren Lebensweg gewählt. Dieser war Antwort auf die erneute und mit großer Intensität erfahrene Erkenntnis, von Gott in die ungeteilte Nachfolge Christi gerufen und berufen zu sein.

„Nicht wir wählen. Christus wählt und beruft uns. So, dass wir die Antwort zu bejahen und zu leben haben. Die Begriffe ‚Erwählung', ‚Berufung' und ‚Sendung' sind für mich denn auch die kürzeste Formel des Ordensweges, der letztlich im Spannungsfeld von Ruf und Antwort ein Geheimnis bleibt."

Ein Geheimnis aber gilt es nicht zu erklären. Man soll ihm nicht zu nahe treten, damit es heilig bleibe. „Der Abstand ist die Seele des Schönen", heißt es bei Simone Weil.
Der Weg war nicht einfach. Vater Juchli hatte seiner Tochter verboten, Ordensschwester zu werden. Er wolle keine Klosterfrau in der Familie, argumentierte er. Aber Klara Juchli war von ihrem Weg nicht abzubringen. Sie überbrückte die Zeit bis zur Volljährigkeit – damals noch 21 Jahre – mit ihrer Ausbildung zur Krankenschwester. „Ein Beruf, dachte ich, der in den Missionen gebraucht werden kann."
Mit gut 22 Jahren trat sie in den Orden ein, mit dem eindeutigen Wunsch, in den Missionen zu wirken, was ihr beim Eintritt auch versprochen wurde.

Eintritt in den Orden

Wieder packt sie den Koffer nach Vorgabe. Dieses Mal sieht er aber ganz anders aus als vor drei Jahren für die Schwesternschule. Es ist Mai 1956. Abermals beginnt ein neuer Lebensabschnitt. Klara Juchli stellt die Aussteuer für den Eintritt ins Kloster zusammen. Die Liste ist lang und jedes einzelne Wäschestück muss mit der Wäschenummer „+545" versehen werden. „In den großen ‚Überseekoffer' packte ich meine Sachen. Dazu gehörten:
- 2 schwarze, knöchellange Kandidatinnenkleider, die speziell angefertigt werden mussten
- 8 Nachthemden und 4 Bettjacken
- 10 Taghemden und Beinkleider (so die damalige Bezeichnung)
- 10 Paar schwarze Strümpfe für den Sommer und wollene für den Winter
- 4 Paar schwarze Schnürschuhe, davon ein Paar hohe Winterschuhe
- 6 Servietten und ein Set Essbesteck (mit eingravierter Nummer)
- 12 Taschentücher
- 10 Frottiertücher und Waschlappen
- 1 schwarzer Regenschirm
- 1 Taschenuhr an Metallkette oder schwarzer Schnur."

Abschied nehmen – ein großes Wort –, aber in all seiner Schwere birgt es auch einen Neuanfang und sei es nur – wie es bei Klara der Fall war – den

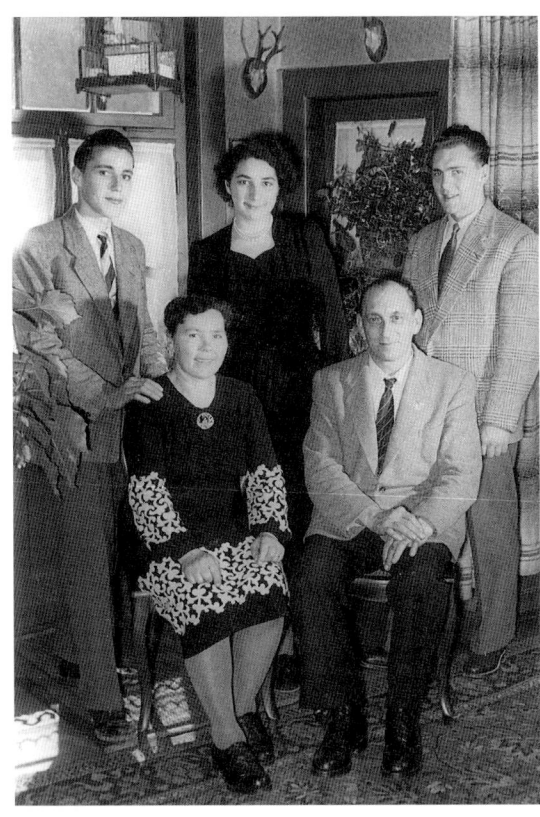

Letztes Foto
mit der Familie
vor dem Eintritt ins Kloster

Eintritt in etwas Unbekanntes, was ihr bisher nur als Sehnsucht und innerer Ruf bekannt war. Pfarrer Jetzer sagte ihr im Januar 1956 dazu – auch diese Notiz ist noch vorhanden: „Geh deinen Weg, es soll ein ‚Dir zulieb' sein, jetzt in diesem Schritt und dann dein ganzes Leben: ein großes, leuchtendes ‚Dir zulieb'".

Zu Hause wurde sie nicht groß verabschiedet. Doch die Mutter begleitete sie mit einem kleinen Leiterwagen, auf dem man den großen Koffer bis zum Bahnhof Baden transportierte. Dort wurde er als Bahnfracht aufgegeben.

„Den kleinen Koffer nahm ich mit in den Zug. Das Zwischenziel war Zürich, wo ich Meta Stehli, später Sr. Samuela, die Kurskollegin von der Schwesternschule, treffen wollte, die wie ich den Ordensberuf gewählt hatte. Doch mein Zug hatte Verspätung und Meta war schon weitergereist. Aber Schwester Fabiola erwartete mich am Hauptbahnhof und brachte mich später auf den richtigen Perron (Bahnsteig; Anmerkung der Redaktion). Da stand der Zug nach Brunnen."

Klara Juchli schaute aus dem Fenster. Ein letztes Winken. Der Zug flitzte durchs Sihltahl, später dem Zugersee entlang in die Fremde mit dem Namen Ingenbohl. In Brunnen hieß es aussteigen. „Allein und unsicher ging ich den Weg hinauf zum Kloster, wusste lediglich, dass ich mich an der Pforte zu melden hatte. Das war alles."
Die Welt schien sich zu öffnen, eine Welt, die Klara seit ihrer ersten Begegnung mit Gott als Verheißung und Sehnsucht in sich trug. Niemand hätte in der schüchternen jungen Frau ein loderndes Feuer vermutet.
„Aber da war ich nun, angekommen am Anfang."
„Helen Bühler hieß die Postulantin, die mich an der Pforte abholte. Sie hatte die Aufgabe, mich durch die weitläufigen Gänge und Treppen durchs Haus zu führen. Als ‚Neue' war ich darauf angewiesen, für die ersten Wochen im Kloster einen solchen ‚Schutzengel' als Begleitung an meiner Seite zu haben."
Klara Juchli wurde zuerst in einen Studiensaal geführt, wo es zu warten galt.

„Dann wurden wir – ‚zehn Neue' – zur ersten gemeinsamen Gebetszeit in der Klosterkirche und zum anschließenden Nachtessen abgeholt. Dieses wurde in einem riesigen Esszimmer, genannt ‚Refektorium', eingenommen, wo etwa 100 junge Ordensanwärterinnen, also Kandidatinnen und Postulantinnen, versammelt waren. Die meisten, so wurden wir informiert, standen noch in der beruflichen Ausbildung und besuchten entweder das Kindergarten- oder das Lehrerinnenseminar oder eine soziale Schule. Wir, die Neuen, waren eine bunte Schar, trugen wir doch noch unsere Zivilkleider und unterschieden uns damit gründlich von den schwarz gekleideten Schwestern. Meta und ich waren in der Theo-Schwesterntracht, die wir ja noch kaum getragen hatten und die daher brandneu war, eingetreten."

Das also war der Anfang. Voll von Eindrücken und ersten Anweisungen ging es dann in die oberen Stockwerke, wo die jungen Frauen in einen der Schlafsäle eingeteilt wurden. Bett, Nachtkästchen und Hocker hinter einem weißen Vorhang, das war alles.

„Die einzige persönliche Nische, die uns zur Verfügung stand. Es galt, die Kleider in den Schrank, den man zugewiesen bekam, einzuräumen. Und dann war – man stelle sich das vor – um 20:30 Uhr Lichterlöschen. Die letzte Information war, dass wir am nächsten Morgen ausschlafen durften. Das bedeutete, dass wir erst um 6 Uhr zum Morgengebet gerufen wurden. Ich habe zweimal leer geschluckt: ausschlafen? Als es dunkel war, hörte man das Schluchzen der Heimwehgeplagten. Und – plötzlich gab es noch ein anderes Geräusch: Eine Neue hatte eine Schokolade hineingeschmuggelt, kam von Bett zu Bett und verteilte den Proviant als kleinen Trost, den ich nie vergessen habe.

Der zweite Klostertag war bereits gefüllt mit Pflichten. Es galt, den Lebenslauf und unsere Erwartungen aufzuschreiben. Anschließend führte man uns in die neue Lebenswelt ein: vertraut werden mit Gebräuchen und Regeln des Gemeinschaftslebens sowie erste Informationen zum Stundengebet. Die Eingewöhnungszeit dauerte vier Wochen, dann erst zählten wir zu den Kandidatinnen, womit die offizielle Kandidatur, die erste Stufe der Vorbereitung auf das Ordensleben, begann."

Kandidatur

Kandidatur
Eine Frau, die sich für die Lebensform im Orden entschieden hat, wird während der Kandidatur das Kloster und den Orden kennen lernen. Dies führt sie dazu, ihre Berufung und ihre Beweggründe für die Wahl des Ordenslebens zu klären. Sie wird in ihrer menschlichen Entwicklung und auf ihrem persönlichen Glaubensweg begleitet. Die Dauer der Kandidatur hängt von der individuellen Entwicklung der Kandidatin und von äußeren Gegebenheiten ab. (Quelle: Barmherzige Schwestern vom Heiligen Kreuz Ingenbohl. Ratio Formationis „Aus der Quelle leben". Ingenbohl, 2008.)

Wer noch keine Berufsausbildung hatte, bekam die Gelegenheit und wurde – je nach Eignung und Neigung – der entsprechenden Berufsschule, dem Seminar oder einer Lehre zugeführt. Wer, wie Klara Juchli, bereits eine Ausbildung absolviert hatte, wurde nach den ersten acht Wochen im Kloster auf einen „Außenposten" geschickt, um in einer Schwesterngemeinschaft zu leben und sich im entsprechenden Berufsfeld zu bewähren.

Die Generalleitung des Klosters Ingenbohl hatte beschlossen, Klara Juchli nach London zu schicken, damit sie die englische Sprache erlerne. Vorgesehen war das „Holy-Cross-Convent", ein Wohnheim für Studentinnen und ältere, alleinstehende Damen. „Ich freute mich riesig darauf, war dies doch meine erste Etappe auf dem Weg in die Missionen, zugleich aber auch mein erster Auslandaufenthalt und meine erste größere Reise."

Die Koffer waren bereits fertig gepackt, als die Gegenweisung eintraf, man brauche Schwester Klara dringend als diplomierte Krankenschwester in der Clinica St. Agnese in Locarno und der Sprachaufenthalt müsse abgesagt werden. Die Enttäuschung war groß. Aber – für eine Ferienablösung, die ja schon geplant war, durfte Klara trotzdem für sieben Wochen nach London gehen.

„Es waren schwierige Wochen, wurden mir doch die Arbeitsbereiche Küche, Waschküche und Gästebetreuung ohne große Einführung für je zwei Wochen anvertraut. Die letzten fünf Tage lernte ich mit einer ortskundigen Schwester London kennen. Dies waren abenteuerliche Tage, denn diese Schwester kannte die Stadt besser als jeder Fremdenführer und zeigte mir mehr, als ich je erwartet hätte."

Der Traum vom Englischlernen musste begraben werden. Sie hat sich gefügt, ohne zu wissen, was dies für ihren Lebensweg bedeutete.
Klara wurde ins Tessin geschickt in die Clinica St. Agnese – ein ordenseigenes Privatspital mit freier Ärztewahl – wo sich vorwiegend Patientinnen und Patienten aus der deutschen oder der französischen Schweiz aufhielten.

„Darum war es grundsätzlich kein allzu großes Problem, dass ich die italienische Sprache nicht beherrsche. Der Einsatz im konkreten Praxisfeld der Pflege stellte mich vor andere und viel größere Probleme. Ich wurde sofort mit voller Verantwortung eingesetzt. Das passte mir, jedoch

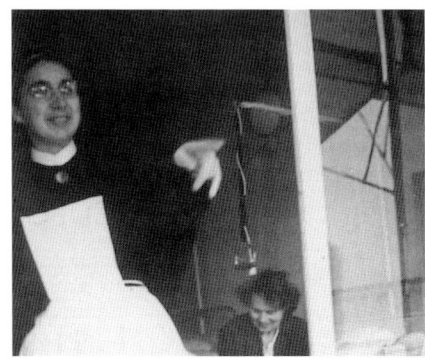

Kandidatur in Locarno

hatte ich es mit komplexen Pflegesituationen zu tun und musste mit den unterschiedlichsten Notfällen zurechtkommen."

Sie hätte oft an mehreren Orten gleichzeitig sein sollen, was vor allem während der Nacht mehr als nur anspruchsvoll war.

„Wie froh war ich um die gute Ausbildung im ‚Theo' und vor allem um das Praktikum in St. Gallen in der Frauenklinik: Wie sonst hätte ich auf der Nachtwache bei Geburten assistieren, für Wöchnerinnen sorgen oder im Säuglingszimmer Hilfe leisten können! Die Zeit in Locarno war, äußerlich betrachtet, ein höchst erfolgreiches Berufsjahr. Je besser mir meine eigene Qualifikation als Krankenschwester bewusst wurde, desto deutlicher wurde mir auch die innere Berufung klar. Letztlich ein Ziel, das sich ganz der Nächstenliebe verpflichtet weiß. ‚Dienst am Menschen zur Ehre Gottes'."

Nach einem Jahr war die Kandidatur beendet und Klara Juchli wurde nach Ingenbohl zurückgerufen. Die angehenden Postulantinnen durften für zwei Wochen nach Hause in die Ferien gehen, um gleichzeitig endgültig von der Familie und ihrem Daheim Abschied zu nehmen. Die damalige Ordensregel sah den Eintritt ins Kloster als endgültig an, was eine absolute Trennung vom vergangenen Leben bedeutete. Darum ging man davon aus, dass man ein letztes Mal nach Hause fuhr.

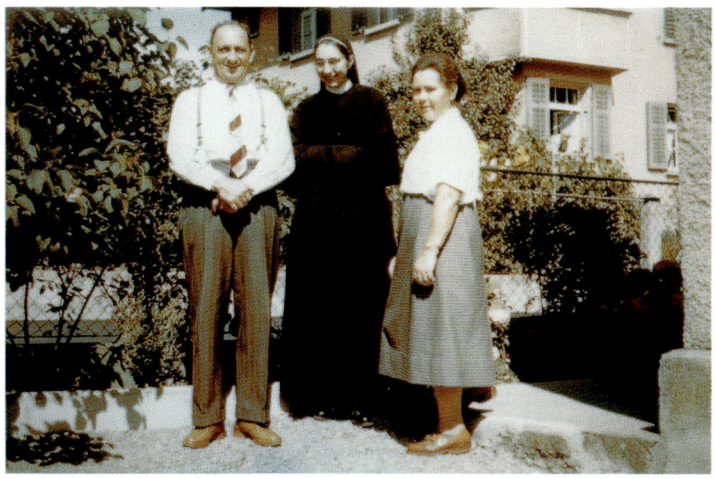

Ferien als Postulantin zu Hause bei den Eltern in Nussbaumen

Rückblickend staunt Schwester Liliane Juchli, mit welcher Selbstverständlichkeit sie diese Regel akzeptiert hat.

„Für immer hieß logischerweise ‚nie mehr zurück'. Damals schien mir das auch richtig. Ich zweifelte keinen Augenblick daran, dass es für mich nur diese Radikalität geben konnte."

Diese bewusste Hingabe der jungen Frau suchte ihren Ausdruck:

„Ich bin ins Kloster gekommen, mit offenem Herzen und offenen Händen, ohne zu wissen.
Das Wort des Apostels Paulus: ‚Die Liebe Christi drängt mich', war einzig bestimmend. Dieses Wort hat auch meine Ordensausbildung wie ein Leuchtfeuer begleitet. Und so konnte ich Elternhaus und Familie ganz selbstverständlich zurücklassen. Was ich aber nicht einfach zurücklassen konnte, war die Einsamkeit des Kindes, welche sich auch im Kloster und im späteren Leben immer wieder meldete ..."

Postulat

Postulat
Das Postulat ist ein weiterer konkreter Schritt des Hineinwachsens in die Gemeinschaft. In dieser Phase lernt die Postulantin, den Anruf Gottes und ihre Antwort darauf bewusster wahrzunehmen und ihre Eignung dafür zu erproben. Das Postulat ist die unmittelbare Vorbereitung auf das Noviziat. (Barmherzige Schwestern vom Heiligen Kreuz Ingenbohl, 2008.)

18 Postulantinnen wurden von nun an sorgfältig ins Klosterleben eingeführt. Einige hatten eben das Lehrerinnen- oder das Kindergartenseminar abgeschlossen, andere den ersten Teil der Krankenpflegeausbildung hinter sich und wieder andere kamen, wie Klara Juchli, von einem Aufenthalt in einer Schwesterngemeinschaft zurück.

„Dies war mein erster einschneidender Aufenthalt im Kloster, denn als ‚Neue' war ich ja nur acht Wochen in Ingenbohl gewesen, bevor ich nach London und später nach Locarno geschickt wurde. Im Vordergrund standen die Stunden bei der Postulatsleiterin, die in erster Linie dem Verständnis für das Leben in der Gemeinschaft und der Vertiefung des Glaubenswissens dienten."

Zwischen den Unterrichtsstunden arbeitete Klara Juchli im Refektorium, was nicht viel Zeit beanspruchte. Umso mehr freute sie sich, dass sie jetzt endlich Englisch lernen durfte.

„Die täglichen Lektionen bei einer ehemaligen Missionarin, die aus gesundheitlichen Gründen in die Schweiz zurückgekommen war, begeisterten mich außerordentlich. Mein Wortschatz füllte sich mit Begriffen rund um Leben und Wirken in den Missionen. Und die Geschichten und Erlebnisse, von denen mir meine Lehrerin erzählte, belebten meinen ursprünglichen Wunsch, Missionarin zu werden, immer wieder neu. Diesen Menschen, von denen sie erzählte, wollte ich all meine Liebe und Kraft, ja mein Leben schenken und auch dort bei ihnen sterben. Das war nicht einfach ein ‚frommer Wunsch', sondern Ausdruck meines Verlangens der unbedingten Hingabe, so, wie ich diese am Grab von Mutter Maria Theresia formulierte: ‚Da bin ich, brauche mich.'"

Wenige Erinnerungen sind von dieser Zeit geblieben. „Wahrscheinlich darum, weil ich ein erstes Mal eine harmonische Zeit erlebte, eingebunden in den Dreiklang: Gebet. Studium. Arbeit. Und in die innere Ausrichtung, den Eintritt ins Noviziat."

Noviziat

Noviziat
In der Zeit des Noviziats vertieft die Novizin ihre Beziehung zu Gott. Sie erkennt ihre Berufung im Kloster und lernt sich selber besser kennen. Sie lässt Herz und Sinn vom Charisma des Ordens bilden und wächst immer tiefer hinein in die Lebensweise der Barmherzigen Schwestern vom Heiligen Kreuz. Das Noviziat ist der offizielle Beginn des Lebens im Kloster. (Barmherzige Schwestern vom Heiligen Kreuz Ingenbohl, 2008.)

Es war ein wunderschöner Tag im April 1958. Das Noviziat begann mit der Einkleidung, die zu jener Zeit in einem sehr feierlichen Rahmen stattfand. Klara Juchli bekam ein festliches, weißes Kleid, genannt Brautgewand, mit Brautschleier. In Reih und Glied mit ihren 17 Mit-Novizinnen zog sie an jenem Morgen in die Kirche. Jetzt galt es, das alte Leben zurückzulassen, Abschied zu nehmen vom Vergangenen. Und den Blick nach vorne zu richten. Während der Einkleidungsliturgie legten die angehenden Novizinnen ihre weltlichen Namen ab. Klara Juchli, Schwester Klara, gab es fortan nicht mehr. Sie durfte den neuen Namen selber aussuchen. Sie wählte ihn nach ihrer Cousine in Yverdon, einen Namen also, der in der Familie vertraut war: Liliane.

„Mit dem weißen Novizinnenschleier bekam ich den erwünschten Namen, und so verließ ich als Schwester Liliane die Kirche, um in die Räume des Noviziates zurückzukehren."

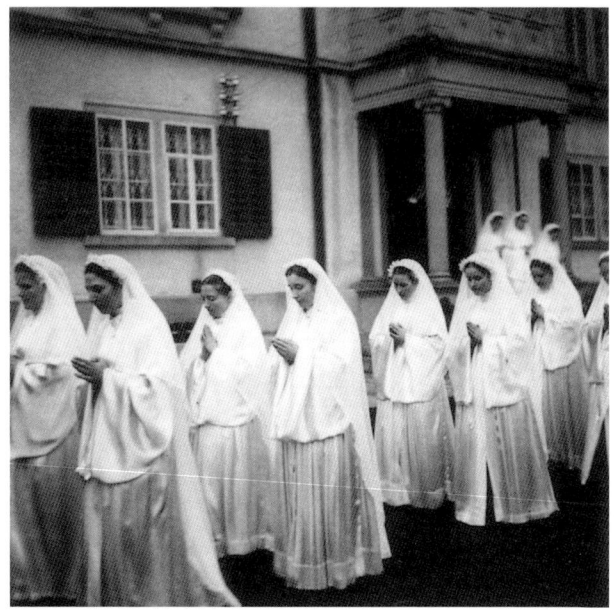

Einkleidung der Novizinnen am 1. April 1958

Im täglichen Noviziatsunterricht lernten die jungen Schwestern die Lebensordnung und Lebensweise der Ingenbohler Schwestern besser zu verstehen, zu verinnerlichen und einzuüben. Im Vordergrund stand dabei das Leben nach den evangelischen Räten. Auf diese Lebensform würden sie nach dem Noviziat das bindende Gelübde ablegen.
Trotz der streng geregelten Struktur, die das Noviziat bestimmt, denkt Schwester Liliane gerne an dieses Jahr zurück.

„Ich liebte vor allem die Stunden bei unserer Novizenmeisterin. Diese war erfüllt von einem außerordentlichen Charisma und konnte uns für die geistigen und geistlichen Werte begeistern."

Die zwei Hauptthemen des Noviziats sind Klausur und Stille. Hier fand Schwester Liliane Nahrung, die ihrer Sehnsucht entsprach. Sie wurde

berührt im Grundton all dessen, was sie schon als Kind bewegte – letztlich der stete Verweis auf das Vorbild Jesu Christi. Klausur bedeutet, keinen Kontakt zur Außenwelt zu haben. Auch nicht zu den Schwestern außerhalb des Noviziates.
„Wir durften keinen Besuch empfangen und den Angehörigen nur viermal einen Brief schreiben. Das allerdings waren Einschränkungen, die wir selbstverständlich hin- und angenommen haben."
Während Zeiten der Stille gilt das Schweigen.

„Wir wurden angehalten, nur das Nötigste zu sprechen und dies möglichst leise. Diese Stille wird durch die tägliche ‚Rekreation' – das bedeutet Erholungsstunde, in der das Schweigen aufgehoben ist – unterbrochen. Ich liebte die Stille und das Schweigen, nutzte aber auch die heimlichen Nischen, wie etwa das Schuhputzkämmerchen, wo manch ein vertrauliches Gespräch von Novizin zu Novizin stattfinden konnte."

Sie waren ja alle noch jung. So kamen jugendlicher Übermut, Schalk und Freude in den Haus- und Gartenarbeiten auf die Rechnung. Es war kein ernstes, graues und trauriges Klosterleben. Es war ein Leben voller Freude, umrahmt von Ernsthaftigkeit, Lernen, Beten und Arbeiten. Schwester Liliane erinnert sich:

„Mein liebstes Ämtchen war in der Klosterküche mit ihren riesigen Kesseln und Töpfen. Schwester Hirlanda Minikus, die Küchenchefin, war dankbar für Novizinnen mit gesundem Hausfrauenverstand und mit Händen, die zupacken konnten. Sie war angetan von meinem Vorschlag, die Küche einer gründlichen Totalreinigung zu unterziehen. Durch jahrelange Benutzung waren die Wände gräulich, stellenweise sogar fast schwarz geworden. Mir war klar, dass unter dem schmutzigen Verputz eine weiße Wand steckte. So war ich denn über Wochen damit beschäftigt, der Küche ein ‚neues Gesicht' zu geben. Noch Jahre später hat sich Schwester Hirlanda an diese besondere Zeit erinnert, als sie eine ‚neue Küche' bekam.
Schweigen und stille sein bedeutet auch, lautlos und leise zu sein. Heute spricht man von ‚Übung der Achtsamkeit'. Nicht immer ist das gelungen. Vor allem in der Küche, beim Abwaschen von Küchenutensilien klapperten manchmal die Töpfe. Einmal ermahnte mich die vorwurfsvolle Stimme der Novizenmeisterin, die auf ihrem Rundgang regelmäßig in die

Küche kam, zu weniger Lärm und mehr Achtsamkeit. Da habe ich, ohne lange zu überlegen, gerufen: ‚Es ist ja nur Blech.' Aber das war natürlich nicht die Antwort, die man von mir erwartete.
Zu den Küchenämtchen gehörte auch das Stampfen von Sauerkraut, und zwar mit bloßen Füßen – die natürlich ein ausgiebiges Bad hinter sich hatten und sicher sehr sauber waren –, das Drehen des altertümlichen Butterfasses oder im Herbst das Nüsseknacken."

Weil Schwester Liliane im Näh- und Flickzimmer nicht erfolgreich war, durfte sie nach wenigen Versuchen, etwas zu nähen, wieder in die Küche zurück. Schwester Hirlanda freute sich darüber, denn es gab noch Nebenräume, die auch geputzt werden mussten, und so kam Schwester Liliane wieder in ihr Element.
„Ich war das, was man eine ‚gute Novizin' nannte. Wenn ich dies sage, meine ich damit auch, dass das nach außen Sichtbare – wie zum Beispiel die Großreinigung der Küche – gleichzeitig Ausdruck einer inneren Haltung war. Die leidenschaftliche Hingabe an Gott war eine Kraft, die zur Wirkung kommen wollte – auch im ganz konkreten Alltag. Das Spannungsfeld von ‚Kontemplation und Aktion' hatte einen guten Ausgleich gefunden."
Klara Juchli entwickelte sich zur Schwester Liliane, die der Profess mit stiller Freude und Erwartung entgegenging.

Profess

Profess
In der Profess bekennt sich die Schwester durch die Ablegung der Gelübde öffentlich zur Befolgung der drei evangelischen Räte – Armut, Gehorsam und Jungfräulichkeit – und wird durch den Dienst der Kirche Gott geweiht. Sie verpflichtet sich damit auf die Lebensordnung – Regel und Satzungen – und die Lebensweise der Barmherzigen Schwestern vom Heiligen Kreuz.
Das Ja zur Berufung und Sendung wird jetzt und hier wirkkräftig, findet gleichsam in der Lebensform der evangelischen Räte eine Spur, die dem Leben und der Haltung Jesu zu folgen versucht: frei werden für den

Dienst am Menschen, nicht als Selbstzweck, sondern zur Ehre Gottes. (Barmherzige Schwestern vom heiligen Kreuz Ingenbohl, 2008.)

Am 20. April 1959 kam für Schwester Liliane der große Moment. Die Professgruppe erwartete mit Spannung und Vorfreude die Profess: eine Verheißung des Lebens. Für Mutter Juchli muss es ebenfalls ein besonderer Tag gewesen sein, war es doch ihr 55. Geburtstag; der Professtag ihrer Tochter.
Zur Feier durften die Familie, nächste Angehörige und einige Freunde eingeladen werden. Für Schwester Liliane waren dies die Eltern, die Brüder, Tante Martha und die Cousine Liliane aus Yverdon sowie eine Delegation von Kurskolleginnen vom ‚Theo' – Marlies, Ursula und Alice.
Mit der liturgischen Feier – der Profess in der Klosterkirche – begann der Tag. Die Professliturgie beinhaltet eine Eucharistiefeier mit integrierter Profess, das heißt, die Schwester bekennt sich öffentlich zur Befolgung der drei evangelischen Räte – Armut, Gehorsam und Jungfräulichkeit – und wird durch den Dienst der Kirche Gott geweiht. Sie verpflichtet sich damit auf die Lebensordnung und Lebensweise der Barmherzigen Schwestern vom Heiligen Kreuz.

„Mit brennenden Kerzen zogen wir in die Kirche ein. Ich glaube nicht, dass eine Braut an ihrem Hochzeitstag mit mehr Erwartung an den Altar tritt, als wir es taten. Obwohl wir erst nach sechs Jahren ‚die feierliche Profess auf Lebenszeit' ablegen würden, hatte dieser Tag für mich etwas Endgültiges. Meine Freude war nicht nach außen, sondern nach innen gerichtet. In jenem Moment zählte nichts anderes, nur das eine: ‚Da bin ich, für immer.'
Im Verlauf der Feier wurden uns das Ordenskleid, der Schleier und das Brustkreuz überreicht, und während in der Kirche feierliche Orgelklänge ertönten, zogen wir uns in der Sakristei um. Vor allem für den großen Schleier, den die Schwestern damals noch trugen, brauchten wir Hilfe. Dann war es auch nach außen sichtbar: Barmherzige Schwestern vom Heiligen Kreuz, kurz: Ingenbohler Schwestern. Es war der Moment, als wir – im Beisein der Generaloberin – unser Gelübde ablegten.
‚Ich Schwester Liliane gelobe und verspreche jungfräulich, arm und gehorsam zu leben.'

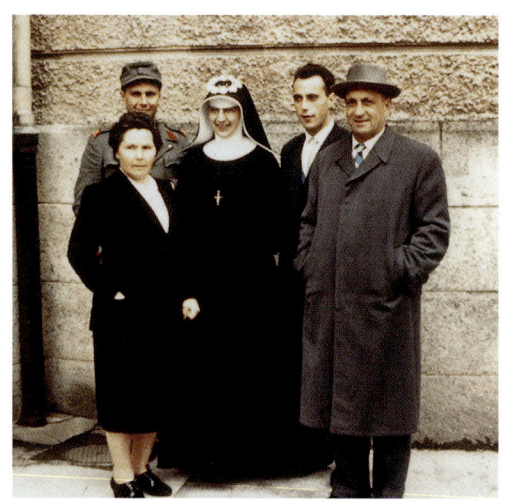

Profess am
20. April 1959, mit
den Eltern und den
beiden Brüdern

Das Gelübde ist gleichzeitig auch ein Ja zur Gemeinschaft, ein Ja zur Treue in guten und schweren Zeiten. Nach dem Ablegen der Gelübde wird durch die Generaloberin jeder Schwester ein weißes Kränzchen aufgelegt. Symbol der bräutlichen Hingabe – geschmückt wie eine Braut im neuen, noch ungewohnten Gewand und einem Schleier haben wir die Kirche verlassen."

Nach der Feier wurden die Angehörigen in den großen Festsaal zu einem feinen Essen geführt.

„Wir durften damals noch nicht mit ihnen essen und kehrten zum Mittagessen ins Noviziat zurück, wo uns die Generaloberin, Frau Mutter genannt, den ersten ‚blauen Brief' übergab. Dieser galt als äußeres Zeichen für einen neuen Einsatz innerhalb der Werke unserer Kongregation. Mein Weg sollte ins Spital nach Walenstadt führen. Das ‚Wie' und ‚Wo' hatte in jenem Moment keine Bedeutung. Es war richtig, wie es war. Nach dieser ‚Zukunftsklärung' wurden wir entlassen, um mit unseren Angehörigen den Rest des Tages zu verbringen.

Die anfänglich nach innen gerichtete Freude wurde gedämpft, konnte doch der Vater meinen Weg noch immer nicht bejahen. Er kam zwar zur Feier, aber außer einem kurzen Gruß sagte er den ganzen Tag kein Wort. Es brauchte noch viele Jahre, bis er sich mit mir und meinem Weg aussöhnen konnte."

Am darauffolgenden Morgen reiste Schwester Liliane nach Walenstadt.

5 Krankenschwester – Schulschwester

Krankenschwester in Walenstadt

In den Missionen zu wirken, zum Beispiel in Afrika oder Indien, das war der Wunsch der jungen Liliane Juchli. Die Ausbildung zur Krankenschwester sollte diesem Wunsch die nötige Unterstützung geben, denn ausgebildetes Pflegepersonal wird bei solchen Einsätzen immer benötigt. Weil kleine Spitäler ein geeigneter Ort sind, um grundlegendes Wissen und Können zu vertiefen, sah sie denn das Aufgebot, im Regionalspital in Walenstadt zu arbeiten, als weiteres Etappenziel „für künftige Einsätze bei den Ärmsten der Welt". Und so hatte dieser „blaue Brief" – Bezeichnung für berufliche Veränderungen und Versetzung innerhalb des Ordens – Schwester Liliane Freude bereitet.

Am 21. April 1959, am Tag nach der Profess, fuhr sie an den Walensee. Der Zug fuhr von Brunnen über Arth Goldau Richtung Rapperswil. Schon bald sah Sr. Liliane die Churfirsten. Seit Langem hätte sie den Wunsch gehabt, einmal den „Chäserrugg" zu ersteigen. Aber die knapp bemessene Freizeit hatte dies bisher unmöglich gemacht. Wer weiß, vielleicht würde es ja während des Einsatzes in Walenstadt gelingen.

Seit vielen Jahrzehnten waren rund 20 Ingenbohler Schwestern in diesem Regionalspital für die Pflege zuständig. Schwester Liliane übernahm bereits am ersten Arbeitstag die Männerabteilung mit 30 Patienten. Mit großer Freude und Begeisterung packte sie die neue Aufgabe an. Der Tag war lang, denn für die Ordensschwester beginnt er bereits um 4:30 Uhr mit dem Morgengebet und der anschließenden Meditation. Um 5:30 Uhr rief der Gong zur Heiligen Messe in der Pfarrkirche. Dann – nach einem flüchtigen Frühstück – begann der Arbeitstag auf der Station. Um die Mittagszeit wurde dieser mit dem Mittagsgebet und dem Mittagessen unterbrochen. Die anschließende Rekreation, Erholungszeit für Ordensschwestern mit geistlicher Lesung und Zeit für persönliche Gebete, dauerte bis 15:00 Uhr. Dann kehrte Schwester Liliane auf die Station zurück. Mittagszeit und Feierabend wurden jedoch oft wegen Notfällen beeinträchtigt, was Mehrarbeit bedeutete. Sr. Liliane nahm's gelassen und erinnert sich heute:

„Ich war mit ‚Haut und Haaren' Krankenschwester und darum galt keine Arbeit als Last, sondern bedeutete immer auch tiefe Befriedigung."

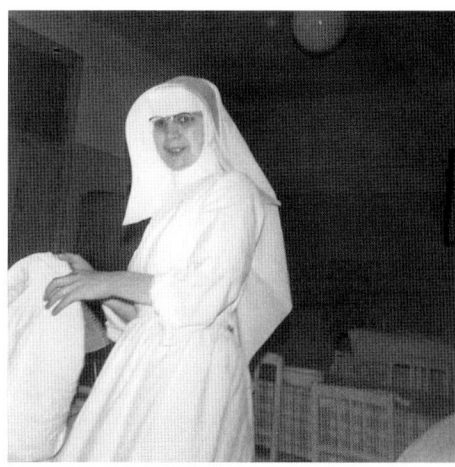

Krankenschwester
in Walenstadt

Das Spital hatte just zu jener Zeit einen Neubau erhalten. So gab es für die junge Schwester zusätzliche Aufgaben:

„Sr. Delfina und ich hatten über Monate die Aufgabe, den eben fertig erstellten Neubau zu putzen und einzurichten, wofür wir die ‚freie Zeit' – meist weit über Mitternacht hinaus – einsetzten. Wir, die zwei Jüngsten, taten dies freiwillig und mit viel Engagement, waren wir doch voller Kraft und Lust am Tun und Gestalten.
Der Dorfbevölkerung von Walenstadt gaben wir dann und wann reichlich Grund zum Lachen. Damals gingen die Schwestern auf dem Weg in die Pfarrkirche noch zu zweit hintereinander. Die Einteilung war klar: die Jüngsten vorne, die Ältesten hinten. Sr. Delfina Resele war sehr klein und ich die Größte. Das muss lustig ausgesehen haben, entsprach jedoch der Vorgabe. Und uns störte es nicht, dass die Dorfbewohner, mit Blick auf uns, nur von ‚Pat und Patachon', einem dänischen Komiker-Paar der Stummfilmzeit, sprachen."

Zu jener Zeit waren die Patienten noch in großen Sälen untergebracht und so fehlte es nie an amüsanten Situationen: Immerhin gab es – bei allem Schweren – auch viel zu lachen. Sr. Liliane jedenfalls arbeitete gerne auf der Männerabteilung. Nach nur einem halben Jahr wurde ihr jedoch eine neue Station zugeteilt, eine, die sie nicht nur bis zum Letzten herausforderte, sondern ihr auch die Gelegenheit gab, ihre ganze Kraft und Liebe für hilfsbedürftige Menschen einzusetzen.

„Auf dieser Station lagen Patienten, die einer besonderen Überwachung, Betreuung und Pflege bedurften. Es waren vor allem Unfallopfer und Frischoperierte. Manchmal waren zwei bis drei Bewusstlose – in der Regel junge Männer mit einem Schädel-Hirn-Trauma infolge Motorradunfalls – zu pflegen. Eine eigentliche Abteilung für Intensivpflege gibt es erst seit 1972. Das Wissen über diese besondere Pflege war noch wenig erforscht und verlangte von den Pflegenden entsprechenden Einsatz. Eine Intensivpflege-Ausbildung gibt es erst seit 1975. Diese Patienten forderten mein ganzes Wissen und Können, vor allem aber meine Fantasie und mein Improvisationstalent. Eine Aufgabe, bei der ich nicht nur viel zu geben, sondern auch viel bekommen hatte: Berufserfahrung einerseits, persönliches Wachsen und Reifen anderseits."

Erst später wurden Konzepte entwickelt, die für solche Patienten besonders hilfreich sind, zum Beispiel die „basale Stimulation". Als sich Sr. Liliane Jahre später näher mit diesem Modell befasste, stellte sie fest, dass sie schon immer – intuitiv und ohne theoretischen Hintergrund – in diesem Sinne gearbeitet und die entsprechenden Möglichkeiten genutzt hatte.

Basale Stimulation
„Grundlage der basalen Stimulation ist die Fähigkeit des Pflegenden und des zu Pflegenden, sich auf eine gemeinsame Beziehung einlassen zu können.

Dies bedeutet, dass die/der Pflegende bereit ist, wahrzunehmen, was ihr/ihm vom Patienten entgegenkommt, was mit ihr/ihm als Pflegende(r) geschieht, wenn er oder sie eine so bedeutsame pflegerische Interaktion eingeht.

Es bedeutet weiterhin, den Patienten nicht als eine Summe von Defiziten und Störungen zu definieren, sondern ein besonderes Interesse daran zu entwickeln, was dem Patienten möglich ist.

Basale Stimulation erfordert von beiden Seiten ein hohes Maß an Toleranz, damit Ablehnung von Stimulationsformen ernst genommen werden

kann. Weiterhin bedarf sie einer Kontinuität und Geduld, um Prozesse abwarten zu können, und eine qualifizierte Ausbildung.
Für Pflegende muss es möglich sein, die Familienangehörigen – oder Freunde des Patienten – in das Pflegegeschehen einzubeziehen, da es oftmals wesentlich effektiver ist, wenn Angehörige des Patienten die basale Stimulation übernehmen. Unsere Aufgabe liegt dann mehr im Bereich der Beratung, Steuerung, Verstärkung und des Mutmachens." (Bienstein u. Fröhlich, 1991.)

Sr. Liliane erinnert sich:

„Auf der Abteilung lag ein junger Mann nach einem Motorradunfall. Er lag ohne Bewusstsein, ohne Ausdrucksmöglichkeit und ohne Bewegungsfähigkeit da und war ein Patient, der meine besondere Aufmerksamkeit brauchte und diese auch bekam. Eines Tages schenkte mir jemand auf der Station eine Orange. Diese trug ich immer noch in meiner Schürzentasche, als ich nach einer Pflegeverrichtung am Bett des jungen Mannes stand. Da kam mir die Orange in den Sinn. Ich nahm sie und legte sie ihm in die Hände. Später schälte ich sie, spritzte ein bisschen Saft auf sein Gesicht und dann legte ich ihm einen Schnitz zwischen die Lippen und schließlich in seine Wangentaschen. So konnte er die Frucht nicht nur riechen, sondern auch schmecken. Natürlich reagierte er nicht sichtbar. Aber irgendwie spürte ich eine Verbindung zwischen uns, die mich erahnen ließ, dass er vielleicht etwas wahrgenommen hat, auch wenn ich dies nicht sehen oder beweisen konnte.
Intuitiv, ohne genau zu wissen, was ich bewirkte, habe ich oft gehandelt. Später experimentierte ich immer wieder mit ähnlichen Sachen. Dies jedoch heimlich und fast ein bisschen mit Angst, ich könnte beobachtet oder belächelt werden."

Noch gab es kein Pflegekonzept „basale Stimulation". Daher war auch keine Fachliteratur vorhanden. Diese wurde erst ab 1975 von Andreas Fröhlich im Rahmen eines Schulversuchs begründet und von Christel Bienstein für die Pflege weiterentwickelt. Der Begriff ist heute markenrechtlich geschützt.

Die Pflege von Sr. Liliane basierte auf intuitivem Wahrnehmen, auf Reflektieren und Ausprobieren.

„Eigentlich genau das, was ich als Schülerin tat, als ich mein Pflegetagebuch zu schreiben begann. Dabei muss wohl mein Pflegespeicher ein beachtliches Ausmaß angenommen haben, denn als ich später Unterrichtende war, konnte ich das gespeicherte Erfahrungswissen problemlos aktivieren und mit aktuellem theoretischem Wissen verbinden: Grundlage also für das Krankenpflegebuch, von dem noch die Rede sein wird."

Am 6. Januar 1961 – dem Fest der Erscheinung des Herrn, auch „Dreikönigsfest" genannt –, kam der Abschied von Walenstadt.

„Das Datum ist mir deshalb noch gut in Erinnerung, weil wir, die jungen Schwestern, für drei Tage nach Ingenbohl gerufen wurden, um uns für die Gelübde-Erneuerung am Fest ‚Erscheinung des Herrn' vorzubereiten. Nach dem Festgottesdienst reisten alle an ihren Einsatzort zurück. Für mich galt dies jedoch nicht. Einmal mehr erhielt ich den ‚blauen Brief', der mich nach Zürich ins Theodosianum entsandte. Dieser Wechsel fiel mir schwer, hatte ich mich in Walenstadt doch wohl gefühlt. Zudem liebte ich meinen Dienst auf der Station der Frischoperierten und der Unfallopfer. Aber eben …"

Ordensschwestern leisteten auch Militärdienst. Noch vor ihrem Diplom wurden die zukünftigen Krankenschwestern vom Schweizerischen Roten Kreuz in den Sanitätsdienst rekrutiert. Bereits ein Jahr darauf kam das erste Aufgebot für einen Einführungskurs von drei Wochen, der mit einer „Brevetierung zum Korporal" abgeschlossen wurde. Sr. Liliane erinnert sich an tolle Kameradschaften, an das Kennenlernen von Karten- und Kompasslesen, an das Entfachen von Feuer ohne Streichholz, an Nachtübungen und andere abwechslungsreiche Einsätze.

„Wir – eine Gruppe Krankenschwestern – bekamen den Auftrag, ein Krankenzimmer einzurichten. Nichts war vorhanden außer zwei Betten. Was wir nun zu tun hatten, war, wie es in der Militärsprache hieß, ‚requirieren' von all dem, was es für ein Krankenzimmer braucht. Das machte Spaß. Als die Übung von den Offizieren bewertet wurde, haben diese ganz schön gestaunt, dass auch Blumen und ein Bild an der Wand dazu gehörten. Positive Elemente zu pflegen, gehört eben zu einem ganzheitlichen Menschen- und Pflegeleitbild."

Wieder am Theodosianum

Schwester Liliane wurde also 1961 wieder nach Zürich geholt und zwar in jenes Haus, wo sie ihre Ausbildung absolvierte: ins Theodosianum. Anfänglich wirkte sie dort in verschiedenen medizinischen Abteilungen, was sie als ideale Ergänzung zu Walenstadt, wo sie in der Chirurgie arbeitete, sah. Allerdings erweiterte sie ihre Tätigkeit und arbeitete vermehrt mit Schülerinnen. „Schon bald spürte ich, wie sehr mir das Anleiten und Begleiten von Anfängerinnen im Beruf Freude bereitete."
Doch nach einem Jahr versetzte man Schwester Liliane auf die Kinderabteilung, was einmal mehr ein gänzlich neues Berufsumfeld darstellte.

„Schnell fühlte ich mich so, als wäre ich schon immer Kinderschwester gewesen. Erschütternd bei dieser Arbeit erlebte ich das Begleiten von sterbenden Kindern. Die damalige Medizin verfügte noch nicht über die heute viel wirksameren Heilmethoden. Noch gut erinnere ich mich, wie ich zusammen mit den Eltern des siebenjährigen Klaus an seinem Bettchen stand und miterleben durfte, wie der Kleine plötzlich seine Augen öffnete und einige Male nur dies eine Wort wiederholte: ‚Himmel' – und dann in den Armen seiner Mutter starb."

Gottlob gab es aber auch schöne Erlebnisse mit den Kindern, die zu jener Zeit kaum Besuch empfangen durften.

„Trotz aller Arbeit, die erledigt werden musste, blieb Zeit für ein Kasperlispiel oder fürs Märchenerzählen, was ich besonders gern tat."

Ruf an die Schule

Nach anderthalb Jahren kam die große Zäsur. Schwester Liliane erinnert sich:

„An einem Nachmittag im August hatte ich einen Termin beim Zahnarzt. Als ich gegen 16:00 Uhr auf die Station zurückkam, sagte mir Schwester Maria-Coleta (Sr. Maria Coleta Gehrig) von der Nachbarstation, die während meiner Abwesenheit die Kinderstation betreute: ‚Schwester Rupertina (Sr. Rupertina Egloff) war da, du solltest sofort zu ihr gehen. Sie meinte, das Zahnweh würde dir dann sicher vergehen'. Natürlich ging ich so schnell ich konnte zum Oberinnenbüro und klopfte mit bangen Fragen im Herzen an die Tür. Was wohl konnte passiert sein? Die Botschaft, die mir Schwester Rupertina mitteilte, war derart unerwartet, dass ich sprachlos war: ‚In der Schule fällt eine Schwester aus und sie haben keinen Ersatz. Schwester Liliane, Sie können morgen die Abteilung übergeben und übermorgen an der Schule anfangen. Vorgesehen ist, dass sie drei bis vier Wochen dort bleiben.'

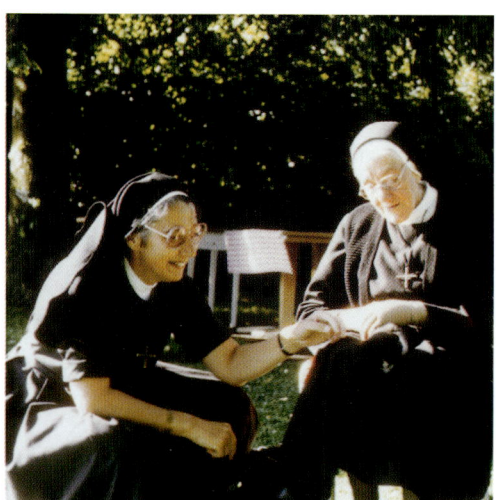

Liliane Juchli mit der damaligen Oberin im Garten des Theodosianums

Im ersten Moment hatte ich überhaupt keine Ahnung, was das für mich bedeuten würde, denn die Schule kannte ich nur als Schülerin. Und nun sollte ich plötzlich Lehrerin sein, ohne Ausbildung – einfach so?
Nachdem ich am nächsten Tag die Kinderabteilung einer Mitschwester übergeben hatte, meldete ich mich zaghaft bei Schwester Fabiola und bezog mein neues Zimmer, das sowohl als Büro wie auch als Schlafraum zu dienen hatte. Ich war voller Fragen.
Ich erinnere mich gut an meine ersten Unterrichtsstunden im Fach Ernährungslehre. Danach versuchte ich es mit Krankenpflegeunterricht und spürte plötzlich, wie sehr ich von meinen Erfahrungen profitieren konnte. Sicher zeugten diese ersten Versuche noch von Unbeholfenheit, aber da die Schülerinnen Anfängerinnen waren, haben diese wohl nichts von meinen Unsicherheiten mitbekommen. Aus den vorgesehenen drei bis vier Wochen wurden Monate und es sah so aus, als würde sich nichts ändern.
Meinen Wunsch, in einer Mission zu arbeiten, beruhigte ich mit den Gedanken, dass auch dies eine gute Vorbereitung sei, denn innerlich sah ich mich schon beim Aufbau einer Krankenpflegeschule in Formosa (später Taiwan) oder Indien."

Kaderschule für die Krankenpflege

„Nach einem Jahr an der Schule durfte ich mich für die Ausbildung zur Schulschwester, so wurden die Lehrerinnen für Krankenpflege damals genannt, anmelden. Die Aufnahmeprüfung war sehr vielseitig und ich kann mir vorstellen, dass ich im Fach ‚Allgemeinwissen' dürftig abgeschnitten habe, denn mein Schulwissen aus Nussbaumen war eher mager und die aktuellen Welt- und Tagesthemen sind kaum je bei mir angekommen. Es fehlte vor allem die Zeit, denn freie Tage waren selten."

Liliane Juchli hat die Aufnahmeprüfung bestanden und begann im Herbst 1963 mit ihrer Ausbildung. Da die Schule in Zürich war, wohnte sie weiterhin im ‚Theo'. Der halbstündige Schulweg führte sie durch ruhige Zürcher Außenquartiere und war ein Genuss: ein Fingerhut voll Freiheit.

„Wir waren in unserem Kurs 18 Frauen, davon vier Ordensfrauen, zwei Diakonissinnen sowie zwei Männer. Ich kostete diese acht Monate der

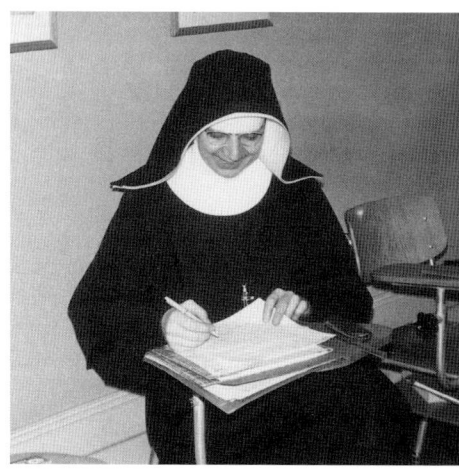

Liliane Juchli beim Studium der Kursunterlagen an der Kaderschule

Ausbildung voll aus, denn ich war, was Wissen betraf, wie ein ausgetrockneter Schwamm, der alles aufsog. Bei den Probelektionen im Fach Pädagogik/Didaktik habe ich meine Begabung zum Unterrichten entdeckt."

Während Schwester Liliane erzählt, kommen immer neue Erinnerungen. Sie reihen sich aneinander und zeugen von einer Zeit, die heute kaum mehr vorstellbar ist. So berichtet sie, dass man damals für die Examenslektion, also für das Abschlussexamen, an eine fremde Schule geschickt worden sei. Zwei Wochen vor dem Termin hätten sie alle den Namen der Schule sowie das Thema für die Schulstunde erfahren. Für Schwester Liliane bedeutete dies die ‚Schule am Kantonsspital Basel', und das Thema war ‚Erste Hilfe bei Diplomschülerinnen'. Erst am Vorabend der Prüfung durften sie sich umschauen, um sich ein Bild über die Schulräume und das vorhandene Material zu machen.

„Mein Unbehagen, das ich schon bei der Bekanntgabe des Themas hatte, wurde verstärkt. Die Schülerinnen standen vor dem Abschlussexamen und lernten dafür die spezifischen Fächer. Irgendwie konnte ich mir nicht vorstellen, wie ich sie in dieser Situation für ein solches Randgebiet motivieren könnte, das doch völlig jenseits ihres aktuellen Interesses lag."

Schwester Liliane war mutlos und irgendwie resigniert. Nach dem Schulbesuch machte sie sich auf den Heimweg ins Claraspital, wo sie bei ihren Mitschwestern übernachten konnte.

„Es war Abend und schon fast dunkel, als ich eine Baustelle am Weg bemerkte. Ob es Kindheitserinnerungen waren oder einfach so etwas wie ein inneres Aha-Erlebnis, ich weiß es nicht. Aber ich erinnere mich, dass ich plötzlich mitten drin stand und meine Taschen mit allem füllte, was am Boden lag: Putzfäden, Brettlein und noch vieles mehr. Im Geiste sah ich nämlich, wie ich damit simulierte Knochenbrüche polstern und schienen könnte.
Am nächsten Tag ging ich voller Elan in die Klasse. Meine Idee war, den Schülerinnen zu zeigen, wie auch mit zufällig vorhandenem Material erste Hilfe geleistet werden kann und oftmals auch muss. Nach der Lektion, so erzählte man mir später, habe der Fachexperte, Professor Tuggener, zu den Beobachterinnen gesagt: ‚Legt eure Kriterien auf die Seite. Diese Schwester könnt ihr nicht nach euren Vorgaben beurteilen. Sie ist ein Naturtalent.' Und so hatte ich das ‚Bestanden' sicher."

Die Ausbildung an der Kaderschule sei streng gewesen. Schwester Liliane interessierte sich für die verschiedenen Disziplinen, obwohl sie zum Beispiel mit Psychologie Mühe hatte, weil ihr deren Inhalte zu abstrakt und lebensfremd waren. Dafür faszinierte sie ‚Architektur' und der Unterricht, so, wie ihn die damalige Rektorin, Frau Noemi Bourcard, vermittelte. Selber Architektin, hatte diese die Kaderschülerinnen angewiesen, auf Papier Krankenzimmer und Nebenräume einzurichten.

„Ein faszinierendes Unterfangen. Ich begegnete einer ganz neuen Welt, nicht nur wegen dem mir fremden Unterrichtsstoff, sondern auch durch ganz neue Begegnungen mit verschiedenen Kurskolleginnen und -kollegen."

Schwester Liliane war sicher, dass sie nach dem Diplom wieder an der Schule arbeiten würde. Aber dem war nicht so. Mit einem unerwarteten „blauen Brief" wurde ihr mitgeteilt, dass sie in St. Gallen als klinische

Schulschwester die Schülerbetreuung übernehmen würde. Das entsprach nicht ihren Vorstellungen. Und sie war darüber nicht glücklich.

„Vielleicht ahnte ich bereits, dass ich meinen größten Wunsch, in die Mission zu gehen, vergessen musste. Kurz darauf konfrontierte mich die Generaloberin nämlich mit dem Hinweis auf das Gelübde des Gehorsams: ‚Wir brauchen Sie dringend an der Schule.' Ich konnte diesem Ruf und Auftrag nichts entgegensetzen. Doch mein damaliges ‚Ja', gegenüber der Generaloberin, war vorerst nur ein ‚Gehorsams-Ja', schweren Herzens ausgesprochen. Ich benötigte viele Jahre, bis ich es auch innerlich nachvollziehen konnte. Meine Sehnsucht, für die Ärmsten in den armen Ländern da zu sein, konnte ich nicht einfach wegstecken. Es war mein Lebenswunsch. Erst viele Jahre später habe ich begriffen, dass Entwicklungshilfe auch anders verstanden werden konnte und dass meine Vision, Entwicklungsarbeit zu leisten, auf eine ganz andere und unerwartete Weise Wirklichkeit wurde. Denn war mein Einsatz in der Pflege nicht doch auch – zwar auf eine ganz andere und unerwartete Weise – in irgendeiner Form ‚Entwicklungsarbeit'?"

Schulschwester in St. Gallen

St. Gallen kannte Liliane Juchli bereits aus ihrer Schülerinnenzeit.
So waren ihr das Spital, die Umgebung und auch viele Mitarbeitende vertraut. Eine klinische Schulschwester, heute Praxisanleiterin genannt, gab es damals noch nicht, was bedeutete, dass Schwester Liliane die neu geschaffene Stelle erst mit Inhalten füllen musste. Erneut eine große Anforderung, die von ihr einmal mehr Eigenständigkeit, Initiative, Schaffenskraft und Menschlichkeit forderte. In sorgfältiger und bedachtsamer Art und Weise hat sie begonnen, den Aufgabenbereich zusammenzustellen. Dabei hat sie so etwas wie ein Pflichtenheft erstellt, das folgende Bereiche abzudecken hatte:
- einführen, einteilen und begleiten der Schülerinnen
- Sorge/Fürsorge bei Krankheit und Problemen
- Verantwortung für das Schülerinnenhaus
- berufliche Begleitung der Schülerinnen, Standortbestimmung, Nachhilfe wo nötig, Begleitung und Beurteilung von schriftlichen Arbeiten

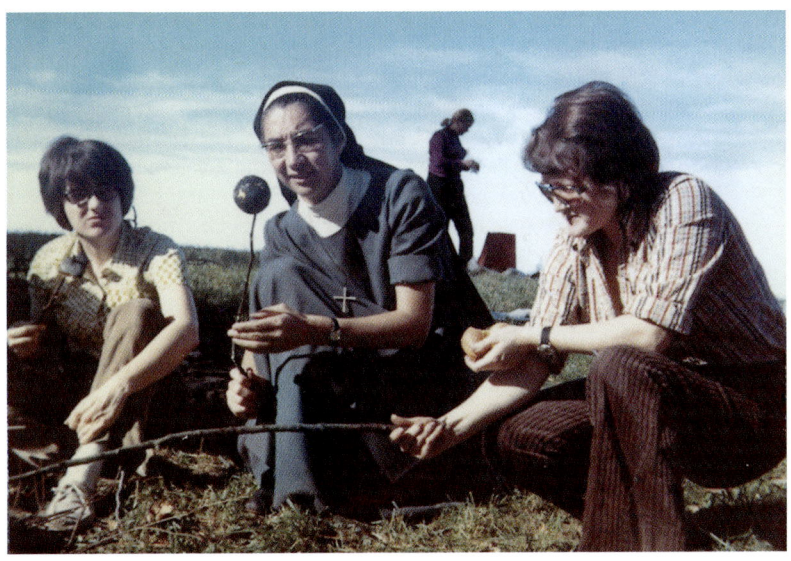

Auf einem Ausflug mit Schülerinnen während der Zeit in St. Gallen

- theoretischer Unterricht: Erarbeitung von Pflegeinhalten und Pflegewissen, Vertiefen von vorhandenen Grundlagen und Erfahrungen
- klinischer Unterricht: Begleitung, Anleitung und Förderung in der Praxis
- Qualifikationsgespräche und Standortbestimmung
- Organisation von klinischen Visiten (Vorstellen von speziellen Krankheitsbildern durch Ärzte) und Herstellen des Bezuges zur Pflege
- Kontakt zu Administration, Bereichsleitung Pflege, Stationsverantwortlichen und Ärzten
- Kontakt zu den Außenstationen Flawil und Rorschach und regelmäßige Unterrichtstage
- klinischer Unterricht bei den Schülerinnen an der Medizinischen Poliklinik in Zürich

Eine riesige Aufgabe, die ohne Anfang und Ende zu sein schien. Arbeitszeiten, die grenzenlosen Einsatz forderten und zudem in ihrer Ganzheit noch sehr viel Unerwähntes beinhalteten. Wie Schwester Liliane das alles bewältigt hat, weiß nur sie. Im Verlaufe der Zeit bekam sie eine Mitarbeiterin für den Schwerpunkt „Klinischer Unterricht auf der Chirurgie". Später wurde ihr zusätzlich eine Teilzeit-Assistentin zur Verfügung gestellt, weil die Anzahl der Schülerinnen immer größer wurde. „Gegen Schluss meiner Zeit in St. Gallen, im Jahr 1971, waren es über hundert, aus fünf verschiedenen Pflegeschulen der Schweiz."

Wer immer in den Genuss kam, bei Schwester Liliane Schülerin zu sein, würde sie ein ganzes Leben nie vergessen. Das jedenfalls beteuern Ehemalige und sind ihr für ihren Einsatz, für das Fördern und Fordern heute noch dankbar. Dabei muss es für die Jugendlichen damals nicht immer einfach gewesen sein, den hohen Anforderungen der Ordensfrau und Schulschwester zu genügen. Margrith Graf-Amgwerd aus Steinen erinnert sich:

„Die ganze Klasse hat sie akzeptiert, weil sie das, was sie von uns verlangte, vorgelebt hat. Ja, sie war sehr streng. Aber auch sehr korrekt. Ich schätze sie bis heute, denn ohne ihr Einstehen hätte ich wohl nie einen Abschluss gemacht. Während des Kurses wurde ich krank und musste aussetzen. Eigentlich wollte ich damals aufhören. Aber sie kam mich besuchen und sagte: ‚Meitli, wenn du jetzt aufhörst, hast du nichts in den Händen.' Fürsorglich, ja mütterlich habe ich sie erlebt. Und so absolvierte ich den zweiten Teil meiner Ausbildung mit einem anderen Kurs und bekam das Diplom ein halbes Jahr später."

Auch Annemarie Sigrist-Marty aus Kriens erinnert sich gern an Schwester Liliane:

„Für mich war sie eine selbstbewusste, moderne Frau, die beruflich außerordentlich kompetent und fundiert war. Lernende fürchteten sich manchmal vor ihr und hatten schlaflose Nächte. Sie war streng, doch vor allem patientenorientiert und stellte die Würde des Menschen immer in den Mittelpunkt. Das durften wir mitnehmen ins Leben. ‚Was bringt es dem Patienten?', Mit dieser Frage hat sie uns zum Nachdenken angeregt. Später bin ich ihr einmal an einer Weiterbildung begegnet. Da habe ich sie von einer ganz anderen Seite kennen gelernt: fröhlich, aufgestellt. Wenn ich heute an sie denke, erinnere ich mich an eine junge Frau. Darum, weil sie für mich einfach jung geblieben ist. Stets bestärkend. Stets wohlwollend."

Priska Karst aus Speicher hat zu „ihrer" Schwester Liliane eine ganz besondere Beziehung, die bis heute geblieben ist:

„Als wir hörten, dass Schwester Liliane unsere Schulschwester würde, hatten wir zuerst Angst. Sie war als Autorität bekannt. Vor allem ich hatte damit Mühe, weil ich immer in Sorge war, nicht zu genügen. Sie war fordernd. Zu Beginn eines Schultages hat uns Sr. Liliane immer eine Parabel vorgelesen. Das war wunderbar. Erst nach dieser ‚Einführung' hat sie mit den Lektionen begonnen. Wie sie diese aufgebaut und den zu erlernenden Stoff vermittelt hat, das war einzigartig. Plötzlich wurde ich krank. Und alles wurde anders."

Schwester Liliane erinnert sich:

„Ein Ereignis hat alles verändert. Es war Grippezeit und auch Priska war davon betroffen. Da sie Fieber hatte, verordnete ich Bettruhe und verbot ihr, an der geplanten Fahrprüfung teilzunehmen. Sie ging trotzdem. Als ich sie am Abend aufsuchte, sah sie sehr schlecht aus und hatte Untertemperatur – ein schlechtes Zeichen. Ich war beunruhigt. Mit Recht, denn anderntags musste sie mit über 40 Grad Fieber notfallmäßig hospitalisiert werden. Es wurde eine beidseitige Lungenentzündung diagnostiziert, die rasch zu schwersten Komplikationen führte. Wir fürchteten um ihr Leben."

Priska Karst ergänzt:

„Schwester Liliane saß Tag und Nacht an meinem Bett und hat mich gepflegt, umsorgt, ermuntert. Sie hat mich nicht aufgegeben. Betete den Rosenkranz. Dank ihr habe ich ein Jahr später den Abschluss geschafft. Sie war mir wie eine treue, liebevolle und fürsorgliche Mutter. Daraus ist eine Freundschaft entstanden, die bis heute hält. Etwas Einzigartiges, etwas Wunderbares. Dafür werde ich immer dankbar sein."

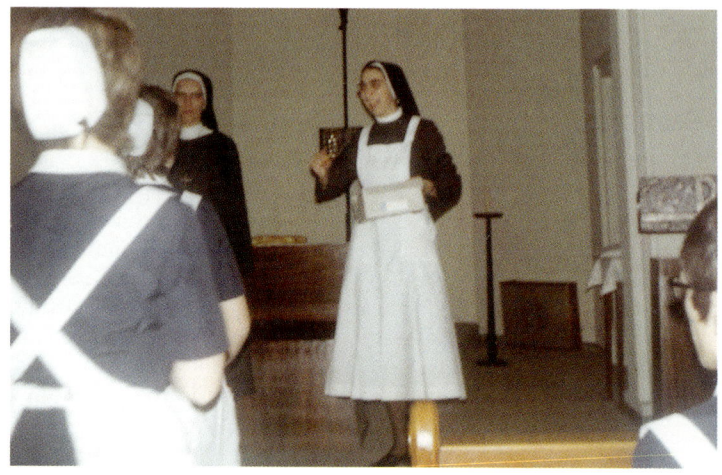

Übergabe der Broschen bei der Diplomierung

Dass Schwester Liliane schwächeren Schülerinnen immer wieder Nachhilfestunden gegeben hat, dass sie besonders mit jenen, die schwer lernten, immer wieder repetiert und geübt hat, damit auch diese am Schluss das Diplom bestanden, sei nur am Rande erwähnt. Junge Menschen auf dem Weg ins Leben begleiten, bedeutete für Liliane Juchli „ganz dabei sein". Und vorleben. Manchmal, nach strengen Arbeitstagen, verbrachte sie ihre Nächte am Bett krank gewordener Schülerinnen. Pflegte diese, als ob es ihre eigenen Kinder wären, hörte ihnen zu, ermutigte sie und war ihnen beste Freundin und Mutter zugleich. Das eben war auch die strenge Schulschwester, deren fürsorgliche Seiten, wenn sie erst mal gebraucht wurden, voll zum Einsatz kamen.

Lehrbuch für die Krankenpflege

Sie sei und bleibe „mit Leib und Seele" Krankenschwester am Bett bedürftiger, kranker Menschen und habe somit ihre eigentliche Berufung gefunden. Das jedenfalls hatte sie gedacht: Doch mit dem Wechsel an die

Schule entdeckte sie eine ganz neue berufliche Ausrichtung. „Das ‚Naturtalent' war eine zukunftsweisende Begabung, die ich mit Freude, ja oftmals mit Begeisterung in den konkreten Schulalltag umsetzen konnte." Kreativität und Erfahrung waren ohnehin gefragt, da ja wenige Vorgaben an Krankenpflegegrundlagen vorhanden waren.

„Meine Wandtafelbilder wurden von den Schülerinnen abgeschrieben und abgezeichnet. Mein auf eine natürliche Art gewachsenes analytisches Denken hat ihnen das Verstehen und Umsetzen erleichtert. Nebst dem Diktieren und Abschreiben stand uns ein ‚Umdrucker', ein Vorläufer der Kopierapparate, zur Verfügung. Man konnte damit Unterlagen vervielfältigen – Alkoholmatrizen, wir nannten sie ‚Schnapsmatrizen', weil sie einen betörenden Duft hatten. Die Schrift war violett. Die Lebensdauer solcher Papiere war nicht eben lang. Als eine etwas stabilere Umdruckmethode zur Verfügung stand, hatte Schwester Fabiola Jung die glorreiche Idee, die Unterlagen für die Schülerinnen als Manuskript zu vervielfältigen. Schwester Beda Högger und ich sammelten das vorhandene Material, ergänzten es und gaben ihm eine Form. Sie war für die Zeichnungen, ich für den Text zuständig. Nun konnten wir den Schülerinnen endlich gute Unterlagen abgeben, die sie in einem Ringheft sammeln konnten. Schwester Fabiola ließ schließlich das Manuskript für unsere Diplomierten binden."

Im Frühling 1969 war es so weit. Das „Handbuch" bekam den Titel „Umfassende Krankenpflege", war im A4-Format gedruckt und stolze 500 Seiten stark.

„Nach einem Vorwort von Schwester Fabiola war das gesammelte Wissen unterteilt in die großen Hauptthemen: Grundpflege, Behandlungspflege, spezielle Pflege, Pflege bei Organerkrankungen und ein kurzes Kapitel zur Intensivpflege. Dieser thematische Aufbau beeinflusste über viele Jahre nicht nur den Krankenpflegeunterricht, sondern auch das Verstehen der Pflege. Nach wie vor überwog das medizinisch-lineare Denken in der Pflege und der Wandel zu einem pflegeorientierten, ganzheitlichen, prozessorientierten Denken lag noch in weiter Ferne."

In jenen Jahren kamen erstmals Studierende der Pflege-Fachhochschulen aus dem Ausland für ein Praktikum an die Schwesternschulen in die

Schweiz. Diejenigen, die das Glück hatten, im „Theo" zu sein, bekamen dieses Buch mit auf ihren Weg. So ging es nicht lange, bis es ein „heißer Tipp" war:

„Geh nach Zürich, dort bekommst du die ‚ganze Pflege', womit ausgesagt wurde, dass in diesem Buch die gesamten Pflegegrundlagen, die damals zur Verfügung standen, für den Unterricht gesammelt und aufbereitet waren. Das Manuskript wurde rasch – besonders außerhalb der Schweiz – bekannt. Immer mehr Unterrichtende wollten dieses kostbare Sammelwerk der Pflegeinhalte erwerben, sodass die Reserven an unserer Schule bald ausgeschöpft waren."

Eine Gruppe von Pflegenden aus Deutschland hat darauf beim „Thieme Verlag" vorgesprochen. Der Verlag – ein medizinischer Fachverlag – er-

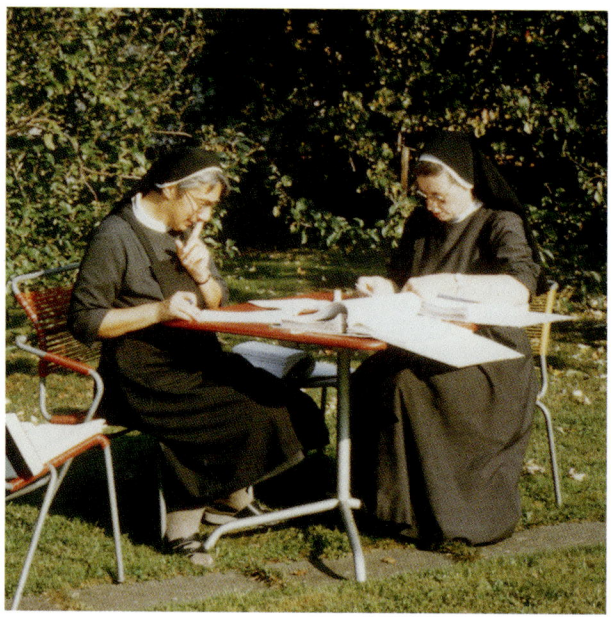

Arbeit am Buch

kannte die Chance für dieses Buch und den Bereich „Pflege" in ihrem Sortiment. So war schnell entschieden, dass man ein Buch über Krankenpflege herausgeben wolle: Zuerst als Manuskript 1971 – denn die Zuständigen des Verlags wollten rasch handeln und die Lücke füllen – und erst später in richtiger Buchform als 1. Auflage.

„Mit diesem Vorhaben kamen sie zu uns an die Schule. Die Schulleiterin ließ sich relativ rasch davon überzeugen. Ich war zurückhaltend. Vielleicht ahnte ich bereits zu jenem Zeitpunkt, dass irgendeinmal die ganze Arbeit an mir haften würde. Und meine Vorahnung hat sich bestätigt! Obwohl das Buch als Gemeinschaftswerk gedacht war, blieb die Hauptlast aller damit verbundenen Tätigkeiten von Anfang an bei mir", erinnert sich Schwester Liliane.

„Die Arbeit an dieser 1. Auflage war zwar sehr interessant und entsprach mir, doch es war keine einfache Aufgabe. Viele Hürden mussten übersprungen und manches Problem bewältigt werden. Ich wollte mich nicht unterkriegen lassen. Die Themenbereiche des Manuskripts wurden für die erste Auflage erweitert. Vom Aufbau her gab es jedoch nur wenige Änderungen. Neu war, dass das Kapitel ‚allgemeine Grundlagen zur umfassenden Pflege', insbesondere ethische Aspekte und Hinweise zum Menschen – gesund oder krank – in seinen Bedürfnissen, dem fachlichen Bereich vorangestellt wurden. Die Inhalte der Grundpflege wurden vertieft, das Kapitel Behandlungspflege erweitert und unterteilt in drei große Bereiche, mit den Titeln ‚Allgemein', ‚Speziell' und ‚Intensivpflege'.
1973 konnte die erste Auflage als Buch herausgegeben werden, das in der Folge auch ins Italienische und ins Holländische übersetzt wurde."

Das war die Geburtsstunde des zukünftigen Standardwerks für die Pflege, dessen Auflage später – nach rund 35 Jahren – die Millionengrenze überschritten hat. Die 4. Auflage, 1983, hat dem etablierten Pflegemodell ein neues, am Menschen orientiertes Denken und Handeln entgegengesetzt, was wie eine kleine Revolution die Pflege bis heute nachhaltig beeinflusst.

„Doch dazwischen liegen intensive Jahre: Lernzeiten für mich selber, die nicht nur notwendige, sondern eigentliche Voraussetzungen waren für alles, was noch kommen sollte."

6 | Krise als Chance

Zunehmende Belastungen

Ab 1964 arbeitete Liliane Juchli als klinische Schulschwester in St. Gallen. Sie erinnert sich an eine fruchtbare Zeit, geprägt durch Aufbau und Stabilisierung des Lehrplanes für Schülerinnen im zweiten und dritten Jahr der Pflegeausbildung. Leben und Arbeiten mit jungen Menschen entsprachen ihren Vorstellungen und Eignungen, und so hat sie Energie und Freude am Gestalten in ihr Wirken eingebracht. Ihre damalige Vorgesetzte, Schwester Fabiola, sagt heute: „Die künftigen Krankenschwestern empfanden sie als strenge Lehrerin. Sie förderte, forderte und scheute keine Zeit, auch schwache Schülerinnen so zu begleiten, dass diese bestens vorbereitet zum Diplomexamen antreten konnten." Und Liliane Juchli ergänzt: „Ich bin stolz, dass sie alle die Prüfungen bestanden und das Diplom bekommen haben."

Im Lauf der Jahre nahm nicht nur die Anzahl der Schülerinnen zu, sondern auch diejenigen der Aufgaben im Kantonsspital selbst. Die Sorge für gute Pflegequalität auf den Stationen verlangte immer mehr Aufmerksamkeit und Zeitaufwand. Schwester Liliane war gefordert und an allen

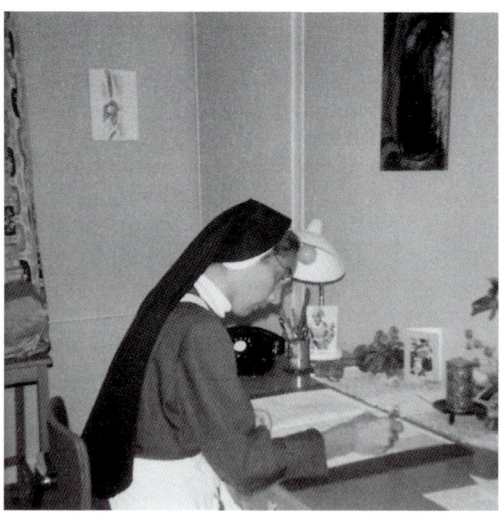

Schulschwester in St. Gallen

Ecken und Enden gefragt. Dass dabei die eigene Erholungszeit zu kurz kam, hat sie selber lange Zeit nicht wahrgenommen. Und als sich erstmals eine Erschöpfung meldete, stand für sie keine Vertretung zur Verfügung. Daher konnte sie sich immer nur für kurze Erholungsaufenthalte zurückziehen.

„Mit jedem dieser Versuche, die stetig schwieriger werdende Situation in den Griff zu kriegen und über die Runden zu kommen, stiegen auch Spannung und Anspannung. Es war ein Auf und Ab im Spannungsfeld von verfügbaren Kräften und zu großen Alltagsforderungen. In diesem Zusammenspiel nahmen Verletzlichkeit und Versagensängste zu."

Einbruch der Krise

Anfang 1969 wurde Schwester Liliane wegen akutem Lehrerinnenmangel in das „Theo" zurück nach Zürich gerufen. Dort sollte sie den Mittelkurs übernehmen und gleichzeitig mit Schwester Beda Högger das zusammengetragene Material zum Fach „Pflege" für die Schülerinnen als Manuskript niederschreiben. Die Zeit war knapp bemessen, denn Schwester Liliane sollte möglichst schnell wieder nach St. Gallen zurückkehren.
Im Februar starb Vater Walter Juchli, Jahrgang 1905, im Kantonsspital Aarau. Die Krankheit dauerte nur kurze Zeit, denn der diagnostizierte Lungenkrebs wurde schnell durch eine lebensbedrohliche Lungenentzündung verschlimmert.

„Mir war es wichtig, ihn in seiner letzten Lebensphase zu begleiten. Somit bin ich während einer Woche Tag und Nacht an seinem Bett gesessen. Ich spürte, dass er meine Gegenwart wahrgenommen und darauf positiv reagiert hat. Es war, als hätte er sich endlich mit seiner ‚Krankenschwester-Ordensschwester-Tochter' ausgesöhnt, die er ja nie hat bejahen können. In seiner Sterbestunde – es war nachts um 1:00 Uhr – war ich alleine mit ihm und glaube heute noch, dass es für uns beide eine glückliche Stunde der Versöhnung war. Alles schien darauf hinzuweisen, dass er mich und meinen Weg doch noch akzeptieren konnte. Das hat gut getan. Weil die Zeit für die Arbeit am Manuskript knapp bemessen war, schrieb ich an Vaters Krankenbett einige Kapitel. Zurückgekehrt nach Zürich, ging der Alltag auf Hochtouren weiter. Niemand hatte daran gedacht, dass dieser Marathon – sowie die Verarbeitung von Vaters Tod – zu viel für mich waren. Seit längerer Zeit litt ich an einer chronischen Bronchitis sowie an Erschöpfungssymptomen."

Sie war gesundheitlich angeschlagen. Doch sie hat die Vorzeichen unterdrückt, weil keine Zeit für Erholung zur Verfügung stand und sie am Manuskript arbeitete.

„Es schrieb sich fast von selbst. Ich brauchte nicht nach Inhalten zu suchen. Alles war in mir vorhanden und jederzeit abrufbar. Sogar der Aufbau der Kapitel gliederte sich wie von selbst. Das Manuskript hatte so etwas wie eine Eigendynamik angenommen, und die von Sr. Fabiola vorgegebene Obergrenze von 300 Seiten war schnell überschritten."

Am Schluss präsentierte Sr. Liliane ein 499 Seiten umfassendes Werk. Sr. Beda hat es gegengelesen und die dazugehörigen Zeichnungen realisiert.
Freude und Begeisterung an der Arbeit waren die eine Seite. Die Kehrseite – der enorme Arbeitseinsatz und die große Leistung, die ein derartiges Werk verlangt – blieb nicht ohne Folgen.
Seit Längerem hatte Liliane Juchli Halsbeschwerden. Sie musste sich für eine Mandeloperation anmelden. Der Termin war just an dem Tag, an dem sie das Manuskript abzugeben hatte. Quasi vom Schreibtisch in den Operationssaal. „Das konnte ja nicht gut gehen. Heute würde ich meine Lebenskräfte besser einteilen."
Die Operation verlief nicht ohne Komplikationen und infolge davon wurde Sr. Liliane nach einer Woche in einem sehr schlechten Allgemeinzustand nach Arosa gebracht, wo Erholung angesagt war. Der Versuch, neue Kräfte zu gewinnen, hat jedoch nicht funktioniert. Sie hätte mehr Zeit gebraucht. Doch ausgerechnet in jenen Tagen verunfallte ihre Stellvertreterin und plötzlich war niemand mehr für die Schülerinnen in St. Gallen zuständig. So kehrte sie vor Ablauf der Erholungszeit dorthin zurück. Sie funktionierte trotz Erschöpfung. Funktionierte gut und konnte ihre persönliche Situation verbergen. Doch die Kräfte ließen mehr und mehr nach. Probleme häuften sich, was dazu führte, dass eine Auszeit unausweichlich wurde und sie im Herbst 1971 die Arbeit in St. Gallen an zwei Nachfolgerinnen übergeben konnte. Zusammen mit den Vorgesetzten in Ingenbohl wurde entschieden, dass ein längerer Aufenthalt

weit weg vom gewohnten Umfeld eine Chance wäre. Und – man wollte Sr. Liliane für Erholung genug Zeit lassen. Gedacht hat man an Rom, wo Ordensschwestern von Ingenbohl lebten.

Italien

„Ich freue mich auf diesen Aufenthalt und vor allem auch darauf, dass ich in der Gemeinschaft meiner Mitschwestern in der ‚Clinica Quisisana' leben durfte. Zuerst reise ich mit Sr. Hildeburg Zuppiger ans Meer, nach Cincinnato, südlich von Rom, in der Nähe von Anzio. Das waren unvergessliche, schöne und erholsame Tage. Wir hatten es gut miteinander und es sah so aus, als könnte ich zu neuem Elan finden. Doch zurück in Rom zeigte sich schnell, dass meine physischen Kräfte wieder versagten. Eine Unterfunktion der Nebennieren verlangte dringend nach einem stationären Aufenthalt. Ich verbrachte mehrere Wochen im Spital in Albano, rund 20 Kilometer außerhalb der Stadt. Diese Zeit nutzte ich, um die ‚italienische Krankenpflege' kennen zu lernen. Ich ‚studierte' die Funktionspflege, wie sie dort gehandhabt wurde – im Vergleich mit meiner Überzeugung von einer personenorientierten, ganzheitlichen Pflege. Während

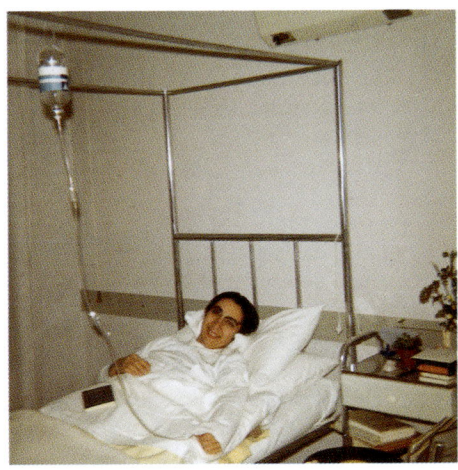

Liliane Juchli ist krank und liegt im Spital in Albano bei Rom

ich mit dem Pflegepersonal sprach, konnte ich zusätzlich meine Italienischkenntnisse verbessern. Und als ich mich etwas erholt hatte und mich außerhalb des Spitals bewegen durfte, genoss ich auf langen Spaziergängen die liebliche Landschaft vor den Toren Roms. Am heilsamsten jedoch waren die Besuche von Sr. Hildeburg. Sie war mir in diesen Wochen eine freundschaftliche, stille Begleiterin. Genau das brauchte ich in jenen schweren Wochen und Monaten in Albano und später wieder in Rom. So konnte ich meine Einsamkeit und innere Unruhe besser bewältigen."

Das Buch entsteht

Während sich die Gesundheit von Sr. Liliane in Rom langsam zu stabilisieren schien, hatte ihr rund 500 Seiten umfassendes Manuskript den Weg zum Thieme Verlag gefunden, wo die Marktlücke „Fachliteratur Pflege" rasch wahrgenommen und genutzt wurde. Eine Delegation meldete sich für einen Besuch in Zürich an, mit der eindeutigen Absicht, ein Buch zur Pflege herauszugeben. Sr. Fabiola meinte, Liliane Juchli müsse unbedingt an dieser Sitzung teilnehmen und schickte ein Flugticket nach Rom. Den Verlagsfachleuten war klar, wann und wie sie das Buch herausgeben wollten; nämlich möglichst rasch und zwar als didaktisch aufbereitetes Lehr- und Lernbuch.

„Ich war die einzige im Schulteam, die bei den Terminen bremste, ahnte ich doch, dass das, was ein Gemeinschaftswerk hätte werden sollen, schließlich an mir hängen bleiben würde. Eine Annahme, die sich später bestätigte und von mir während mancher Jahre großen Einsatz und viel Kraft abverlangte."

Zwischenzeitlich erkannte man die Notwendigkeit, dass Sr. Liliane genug Zeit für Erholung brauchte und demzufolge erst am 1. März 1972 an die Schule zurückkehren sollte. Diese wurde unterdessen ans Spital Limmattal in Schlieren verlegt. Die von der Ordensleitung schweren Herzens getroffene Entscheidung, das Spital Theodosianum aus personellen Gründen – schon damals zeichnete sich der massive Rückgang des Ordensnachwuchses ab – der Stadt Zürich zur eigenen Nutzung zu übergeben, war bereits erfolgt. Für die Tradition der Ingenbohler Schwestern in Zü-

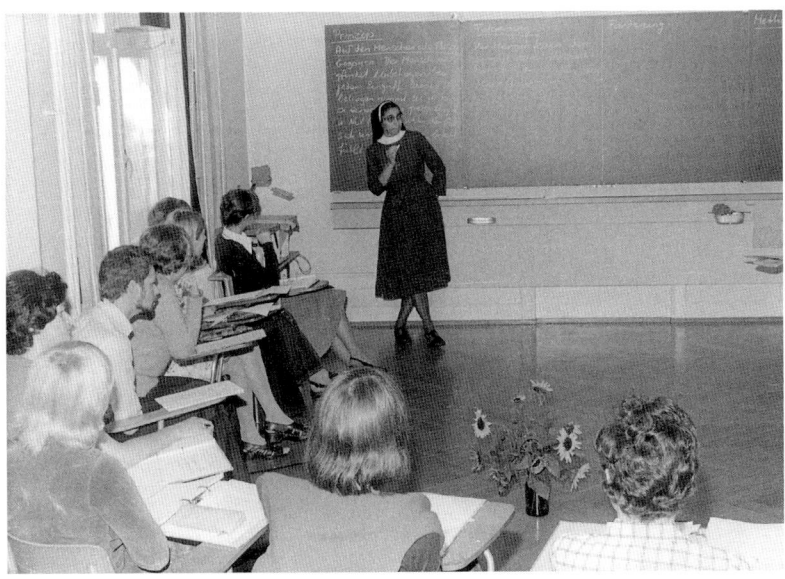

Lehrerin an der Kaderschule für Krankenpflege

rich war das ein großer Schnitt. Gleichzeitig bewarb sich die Leitung des neu erbauten Spitals Limmattal um die Verlegung der Schule an ihr Spital. Dort nahm Sr. Liliane ihre Arbeit schließlich wieder auf.

„Ich war guter Dinge, fühlte mich relativ erholt und freute mich auf die erneute Unterrichtstätigkeit und auf die Arbeit am Pflegebuch, welches 1973 als Erstauflage beim Thieme Verlag erscheinen konnte. Gleichzeitig begann ich die Ausbildung als Erwachsenen-Bildnerin, die ich drei Jahre später mit dem Diplom abschloss. In der Zwischenzeit bot mir die Kaderschule eine Teilzeitstelle als Dozentin an, und zwar für die neu in den Ausbildungsplan aufzunehmenden Fächer ‚Klinischer Unterricht' und ‚Krankenpflege'. Auch dort bin ich mit großer Freude und höchstem Einsatz eingestiegen. Die Arbeit mit Studierenden – angehenden Fachlehrerinnen und Fachlehrern – hat mir große Befriedigung verschafft. Ich erfuhr sowohl im Schulteam als auch von Studierenden Akzeptanz und

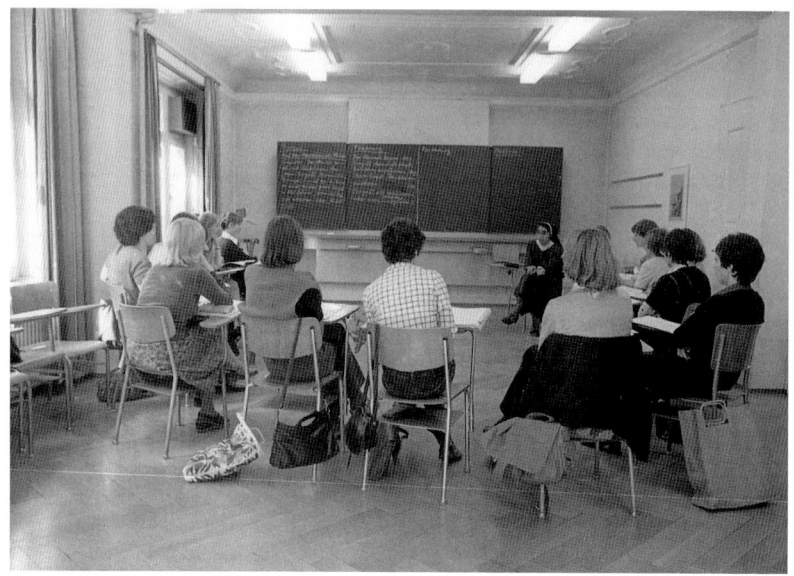

Schon damals: offene Gespräche in der Lerngruppe

Wertschätzung. Ein Grund, warum ich diese Aufgabe teilzeitlich behalten wollte. Ich blieb denn auch Mitarbeiterin bis 1977 und nach längerer Unterbrechung wieder ab 1982 bis 1990."

Alles schien auf gutem Weg. Noch ahnte Sr. Liliane nicht, dass die Erschöpfung still in ihr lauerte und sie bald wieder einholen würde. Es stand zusätzlich die Überarbeitung der ersten Auflage des Pflegebuches an, die nicht verschoben werden konnte. „Das ‚es geht schon' wurde mehr und mehr vom ‚es geht nicht mehr' überholt."

Schulleiterin in Basel

Zunehmendes Nachlassen der Kräfte sowie physischer und psychischer Druck ließen einen erneuten Zusammenbruch erahnen. Sr. Liliane wollte dies über längere Zeit nicht wahrhaben und überspielte ihren Zustand weiterhin. So hatte sie im Frühjahr 1975 – trotz der Warnsignale – den Wechsel nach Basel angenommen: „Schweren Herzens und mit unguten Vorzeichen", wie sie heute sagt. Aber wieder war man in Not und benötigte dringend eine Schulleiterin. Die Provinzoberin habe zu ihr gesagt: „Diese Schule braucht Sie jetzt. Sie werden es schaffen, weil Sie alle notwendigen Fähigkeiten dazu haben." Dem hatte sie nichts entgegenzusetzen. Und so ging sie, nachdem die letzten Arbeiten an der mittlerweile bereits zweiten Auflage des Pflegebuches abgeschlossen waren, ohne Zwischenpause nach Basel und übernahm die Schulleitung der ordenseigenen Krankenpflegeschule am Claraspital.

„Einmal mehr stellte ich mich ohne Einschränkung der neuen Aufgabe zur Verfügung. Eine grundlegende Reorganisation stand an, die ich gemeinsam mit dem Schulteam schon in den ersten Wochen anpackte. Diese Aufgabe hat mir zwar Freude gemacht und kam meiner Kreativität und meiner Gestaltungskraft voll entgegen. Aber sie hat gleichzeitig meine seit langer Zeit labilen Kräfte bis zum Äußersten strapaziert. Schließlich musste ich mit Schrecken feststellen, dass ich in das alte Muster der Überforderung hineingeglitten war: diesmal jedoch mit ernsteren Folgen."

Tiefpunkt – Wendepunkt

Wegen massiver Schlafstörungen suchte Sr. Liliane Frau Dr. med. Gertrud Siegenthaler, die sie kannte, in Zürich auf. Diese reagierte schnell und überwies die erschöpfte Ordensfrau an den renommierten Psychiater, Professor Dr. Paul Kielholz, in Basel (1916 – 1990). Er war einer der erfolgreichsten und bekanntesten Wissenschaftler und Fachmann für Erschöpfungsdepressionen, dem man große Behandlungserfolge zuschrieb. Da Sr. Liliane in Basel wohnte, meinte die Ärztin aus Zürich, sie sei bei Professor Kielholz in besten Händen.

Bei der ersten Konsultation diagnostizierte er eine akute Erschöpfungsdepression und eröffnete ihr, dass nur eine Intensivbehandlung, die stationär durchgeführt werden müsse, Erfolg bringen würde. Er meinte, dass vier Wochen genügten.

„Da ich mich wehrte und nicht in eine Psychiatrische Klinik wollte, beruhigte er mich damit, dass die meisten seiner Patienten aus dem öffentlichen Leben inkognito in der Klinik seien und dass man dies bei mir ebenfalls so handhaben könne. Die vorgesehenen vier Wochen mussten auf sieben verlängert werden. Danach ging es mir ‚glänzend‘, so meinte ich und teilte dies Prof. Kielholz mit, der meine Behandlung persönlich übernommen hatte. Aber es war nichts anderes als ein Aufflackern des Überlebenswillens, und schon nach drei Monaten waren die aufgebauten Energien wieder so stark verbraucht, dass ich – um der Ohnmacht und Verzweiflung zu entgehen, nach außen als Ferien getarnt – mich wieder in die Obhut von Professor Kielholz begab. Das wiederholte sich im Lauf des Jahres noch dreimal. Heute spricht man vom ‚Drehtüren-Phänomen‘, wenn Patienten ohne genügende Heilungsgrundlage das Spital verlassen und immer wieder zurückkommen.
Da niemand von meinen Klinikaufenthalten erfahren sollte, habe ich nach außen das Versteckspiel als ‚Aufenthalt in einer Spezialklinik für endokrine Störungen‘ kommuniziert. Die von Prof. Kielholz garantierte Schweigepflicht wurde jedoch von einer Pflegenden massiv verletzt, wodurch die Kolleginnen vom Schulteam von meinem Klinikaufenthalt erfuhren, ohne dass ich davon wusste. Dadurch ist viel Schaden angerichtet und zusätzlich unnötiges Leiden ausgelöst worden."

Irgendwann war der Krug nicht nur voll, sondern er ist übergelaufen. Im Tagebuch von Liliane Juchli ist zu lesen:

„Nein – da ist nichts mehr – nichts mehr als trostlose Leere – erschöpft, ausgebrannt und gehetzt warte ich auf den Schlaf, der nie kommt. Auch die Tabletten helfen nicht mehr – wozu noch weiter kämpfen? Wozu?
Die Depression verschlingt mich und keiner kann mich erreichen – nichts und niemand. Ich meine, dass ich Nacht und Grauen herausschreien müsste – aber da ist keiner, der es hören könnte oder hören wollte – keiner ... auch Gott nicht! Auch er ist nicht mehr, es sei denn ein Zerstörer, ein unerreichbarer, ferner und dunkler Gott ...

Alles entgleitet mir: Ich habe Angst, schreie meine Angst in die Nacht – aber keiner hört sie.
Oben, da lebe ich ein ‚normales Leben' wie jeder andere auch – tue meine Arbeit, aber wie mühsam ich sie tue. Oh, nur einen kleinen Augenblick erfahren dürfen, dass noch einmal alles anders wird, dass Gott noch da ist. Jeder neue Versuch scheitert. Die Ärzte stopfen mich voll mit Medikamenten, ich komme mir vor wie ein ‚Pillenschlucker' – mich ekelt vor diesen Tabletten, sie sollen mir helfen?
Und wieder das Grauen, das Entsetzen, diese unaussprechliche Qual. ‚Ein Schaf auf der Schlachtbank' kann blöken. Und ich? – mir bleibt nicht einmal das, ich bin sprachlos geworden, ausgeliefert der Not und der Angst – zerschlagen. Ich bin ein einziger Aufruhr – suche den Schuldigen, die Schuldigen – oder habe nur ich versagt – ich? Soll ich allein schuld sein – immer wieder nur ich? Diese quälende Frage, immer die gleiche, ohne je eine Antwort zu finden …
Trauer ja –, aber Wut und Zorn sind schlimmer. Sie überschwemmen mich. Oh, ich möchte euch sagen … (ach, wem eigentlich? wer hört schon zu?), ich möchte euch ins Gesicht schleudern: Ich will nicht mehr länger euer Sündenbock sein, will nicht von euch außer Gefecht gesetzt werden, totgeschwiegen und mundtot gemacht. Ich das Opfer, ihr die Schuldigen? Gleichzeitig bin ich nicht nur die Unterlegene, sondern auch die Schuldige …"

Begleitet in diesem schwierigen Jahr wurde sie vor allem von Martha, ihrer Schwägerin, der Frau von Bruder Otti.

„Sie hat mich bei jedem Wetter am Samstag mit dem Auto in der Klinik abgeholt und am Montag wieder zurückgebracht. So durfte ich die therapiefreien Wochenenden, anstatt in der Klinik, daheim in Nussbaumen bei der Familie verbringen, wo ich viel Verständnis und Unterstützung erfahren durfte."

Nach einem qualvollen Jahr musste Prof. Kielholz eingestehen, dass seine anfänglich optimistische Prognose – ganz entgegen seiner Erfahrungen – bei Liliane Juchli eine falsche Einschätzung war. Da die Erholung ausblieb, wurde entschieden, dass sie die Schulleitung aufgeben müsse. Für sie etwas vom Schwersten überhaupt.

„Es war ein Eingriff in mein Leben, von dem ich mich nur schwer erholte. Ich fühlte mich fallen gelassen, abgeschrieben und ohne Zukunft. Es wurde mir der Boden unter den Füßen weggenommen. Mein Verstand sagte mir zwar, dass ein Gesundwerden aussichtslos war, wenn ich nicht von allen Verpflichtungen abgelöst würde. Aber die Seele kennt andere Maßstäbe. Am schmerzvollsten waren Bemerkungen wie: ‚Wir müssen Sr. Liliane von der Schulleitung dispensieren und damit rechnen, dass sie nie mehr ganz gesund wird.' Oder: ‚Sie ist einfach nicht belastbar genug für eine verantwortungsvolle Aufgabe.' Mit solchen Aussagen hat man mich mehr als nur verletzt. Schmerz, Angst und Verzweiflung prägten mein Dasein. Lebensgefühle, die eine menschliche Existenz bis zur letzten Faser durchdringen. Eine Erfahrung, die von Mystikern als ‚dunkle Nacht der Seele' (Johannes vom Kreuz) beschrieben wurde. Hier ist die spirituelle Seite der Depression angesprochen, die sich auch bei mir als inneres Heil- und Ganzwerden gezeigt hat, in jener seelischen Tiefe, in welcher ich als Mensch an die letzten Grenzen meines Daseins gestoßen bin."

Liliane Juchli schreibt in ihrem Tagebuch:

„Ich habe die Hölle bis zum Äußersten durchlaufen, nach dieser Nacht (der letzten des Grauens?) war mir glasklar bewusst: So nicht mehr – die Medikamente helfen nicht weiter –, um leben zu können, muss ich denken und handeln können …"

Und vier Wochen später:

„Ich lebe, und mein Denken ist klarer, der Leidensdruck ist zwar noch sehr groß, aber da ist nicht mehr tiefste Verzweiflung. Die Hoffnungslosigkeit ist einem eigenartigen Zustand von ‚Licht und Dunkel' gewichen und einem Wissen: Ich bin irgendwo angelangt, an einem Ort, wo der Mensch entweder zerbricht oder aufersteht. Noch am Rande des unheimlichen Abgrundes öffnet sich mir ein ganz neues Wissen: Man muss da durch und auf diesem Weg kann mir jetzt kein Psychiater mehr weiterhelfen – auch nicht seine Medikamente. Was dann? Und indem ich diese Frage stelle, erwacht ganz plötzlich ein Wort in meiner Seele, so lebendig, als wäre es nie vorher ausgesprochen worden: Gott – ganz gegenwärtig; Gott, der mich überwältigt. Und ich weiß plötzlich: Durch diese ganze

Dunkelheit hindurch war ER immer da – verdunkelt von der Nacht, aber nie ausgelöscht – das Gotteslicht – das Christuslicht."

Auszeit – Aufbruch

Im Juni 1979 hatte Sr. Liliane Basel verlassen. Es blieb kein anderer Weg. Nach Rücksprache mit der Provinzleitung Ingenbohl hatte man sie für einen Aufenthalt in der Schwesterngemeinschaft am Viktoriaspital in Bern vorgesehen. Dort konnte sie, sobald die Kräfte reichten, einen Dienst im Aufwachsaal übernehmen. Dies bedeutete, die Frischoperierten in den ersten Stunden zu überwachen.

„Da ich sah, wie sehr sich Sr. Samuela Stehli freute, Hilfe zu bekommen, habe ich bald mit der Arbeit begonnen. Meistens war ich nur am Vormittag in den Dienst eingebunden und hatte somit viel Freizeit. Ich blieb ambulante Patientin bei Professor Kielholz, der mir empfohlen hatte, mich nach einer spirituellen Begleitung umzuschauen. Er hatte einsehen müssen, dass ein medizinisch-psychiatrisches Behandlungskonzept den Kern meiner Krise letztlich nicht berühren konnte."

In jener Zeit bot die katholische Kirche in Bern eine „therapeutische Seelsorge" an. Liliane Juchli hatte sich angemeldet und ging für ein erstes Gespräch dorthin. Es war der 19. Oktober 1979 und damit ihr 45. Geburtstag. Stephan Blarer, lic. theol. und Psychoanalytiker, ließ sich zusammen mit der Ordensfrau aus Ingenbohl auf einen langen, schmerzhaften, aber schließlich auch äußerst heilvollen Prozess ein. An jenem Tag begann sie auch wieder mit ihren Eintragungen ins Tagebuch. Hier ist zu lesen:

„Meinen Geburtstag benützte ich immer, um eine Standortbestimmung vorzunehmen – eine sehr betrübliche während der letzten Jahre. Bald jährt sich zum zweiten Mal der schicksalhafte Tag, da ich bei Prof. Kielholz Hilfe holte und dabei ein Versteckspiel begann, das ich lieber nie hätte erleben wollen. Heute ging ich zum ersten Mal zu Herrn Blarer. Ich versuche innerlich ‚Ja' zu sagen. Wir hatten ein gutes Gespräch und ganz langsam und leise wagte sich ein Schimmer der Hoffnung und Zuversicht hervor …"

Die kommenden Jahre bezeichnet Liliane Juchli als „dichte Jahre, hin zu einer Lebenswende". Nicht gradlinig, sondern mit Rückschlägen. Damit waren dunkle Stunden und Tage noch über längere Zeit immer wieder unerwünschte Gäste. Doch vermehrt meldeten sich auch innere Kraftquellen. In ihren Tagebuchnotizen erkennt sie diese auch heute noch als Zeugen eines Prozesses der Wandlung und Verwandlung. Sie schrieb:

„Das Gewebe meines Lebens verändert sich. Nicht nur ich, sondern auch Menschen, die mich auf diesem Weg begleiten, wirken auf dieses Gewebe ein: Meine Seele nimmt eine Vielzahl von Botschaften auf – von innen und von außen – und verwandelt sie in Bilder, Symbole, Träume ... Manches ‚wächst mir entgegen' und eine innere Stimme leitet mich: Ich kann nicht anders, muss hinhalten, – innehalten – aushalten und das schwere Gewicht des Gewordenen zulassen, all das, was mich einholt und neu werden will. Noch bin ich weit davon entfernt von dem, was in mir keimt, von dem, was ich im Tiefsten bin und sein soll ... Erwartungen, Weisungen, Gesetze, Regeln werden über den Haufen geworfen. So jedenfalls scheint es. Vielleicht nur darum, damit ich endlich verstehe, dass es gilt, meinen ureigenen Weg und Auftrag in dieser Welt anzunehmen und zu gestalten" (Quelle: unveröffentlichte Tagebuchnotizen).

Krankheit, Krise, Depression, Burnout, oder wie immer man es nennen will, haben Liliane Juchlis Welt- und Gottesbild erschüttert. Nichts war mehr so, wie es gewesen war. Plötzlich sah und erkannte sie das Gewesene und damit all ihre Erfahrungen von einer anderen Seite. Sie realisierte – recht spät –, dass sie über all die Jahre ihre eigenen Wünsche zurückgestellt hatte und viel mehr auf ihre menschlichen und spirituellen Bedürfnisse hätte achten müssen. Diese Erkenntnis und der lange Weg mit vielen Hochs und Tiefs öffneten schließlich das Tor für den Heilungsprozess. Dieser verlief in einem Spannungsfeld von „leben wollen" und „nicht leben können". Letztlich führte sie der Pfad in ihre eigene Tiefe, in das Reich der inneren Bilder und Träume.

„In jener Zeit war mir mein Tagebuch der wichtigste Begleiter. Die Hefte sind eine Fundgrube von Träumen, die ich ihrer heilenden Kraft wegen auch ‚heilige Träume' nenne. In ihnen wurde mir die Fülle der Tiefe und des Unbewussten geschenkt. Träume, die mir geholfen haben, dass ich mich gegenüber den heilenden Kräften öffnen konnte und entdecken durfte, was mir bis zu jenem Moment verschlossen gewesen war. Es war die kreative Kraft meiner Seele – eine Fülle von Bildern und Metaphern –, die mir manchmal sogar auf humorvolle Art und Weise Wahrheiten aufzeigten, denen ich mich zu stellen hatte, und die ich verstehen, ja annehmen konnte. Der bekannte libanesische Poet und Schriftsteller Khalil Gibran hat einmal gesagt: ‚Trauet euren Träumen, denn das Tor der Ewigkeit ist darin verborgen.' Meine Träume – als Instrument der Seele – erzählten von verdrängten Wünschen, Schätzen, Schönheiten und Wertvollem in meinem Leben. Sie lehrten mich, das Verborgene wahrzunehmen, zuzulassen und ernst zu nehmen.

Über viele Monate waren mir meine inneren Bilder das wichtigste und einzige ‚Buch', in dem ich zu lesen verstand. Irgendwann habe ich bemerkt, dass alle spirituellen Meister von solchen ‚Bildern' sprachen, dass sie diese nicht nur kannten, sondern deren heilende Kräfte erfahren haben. Später begann ich staunend zu lesen und tauchte in eine Welt ein, zu der ich bis zu jenen Tagen keinen Zugang gefunden hatte: in die Welt der Bücher – zu Themen wie: Anthropologie, Philosophie, Theologie, Psychologie und Mystik.

Es begann eine eigentliche Entdeckungsreise meines Lebens und schließlich das Erwachen im Geiste und im innersten Herzen. Es erblühte jene großartige Kraft, die mein Bewusstsein veränderte. Heute weiß ich, dass ich ‚die Nacht meines Lebens' durchleiden musste, dass es galt, diese zu akzeptieren. Es muss die Nacht bestanden werden, bevor ein neuer Tag beginnen kann. Und – dass ohne diese Nacht mein Leben nicht hätte neu werden können. So hat sich die dunkle Zeit meines Lebens in transformierende Energie verwandelt."

Im Tagebuch ist zu lesen:

„Ist es nicht wie ein Wunder, was ich erfahre – staunend stehe ich vor dem, was geschehen ist: Ich spüre Leben, lebendiges Leben! Jetzt, im Nachhinein, wo ich staunend vor dem stehe, was geworden ist, bin ich geneigt zu sagen, dass meine Seele stark ist. Wie hätte sie sonst all das überstehen können – all die Angst, diese Not, diesen Schmerz, diese Erschöpfung! Ich war krank, und jetzt – jetzt bin ich gesund: gesund, lebendig – voller Freude und Glück! Leben, spürbares, quirlendes Leben als Geschenk: Gnade!

Niemand weiß, ahnt, was mir geschehen ist – und wer ahnte schon, es sei denn, er erfahre es selbst –, dass das Leben so unmittelbar und neu erfahren, ja erlebt werden kann. Ich denke an ein Wort eines alten Meisters: ‚Nichts hat sich verändert und alles hat sich verändert.' Alles, einfach alles! Ich spüre Ganzheit und weiß gleichzeitig, dass es keine Ganzheit gibt ohne das Kreuz, ohne dieses Hindurchgehen durch die Gegensätze, an denen ich mich wundgerieben hatte: bis zum körperlichen Zerbrechen. Und nun: Alles weist darauf hin, dass die Ganzheit mich eingeholt hat. Ganz sein, gesund sein, Leben, sind sie nicht identisch? Sie sind es und ich stehe darin, noch mehr: Ich bin mitten darin, ich bin Harmonie, Freude, und ich erfahre Lust und eine schöpferische Kraft. Inkarnation – Menschwerdung! Welch ein Wunder! Ich weiß aber auch, dass diese – nie vorher erfahrene – Wirklichkeit eines Tages Erinnerung sein wird. Die Wirkung dieser Erfahrung aber wird bleiben. ‚Siehe, ich mache alles neu' (Offenbarung 21.5) – das ist nicht Vergangenheit, nicht Vergänglichkeit, sondern ein Kontinuum – etwas, das aus dem Heute hervorquillt: ‚ein Strom lebendigen Wassers, ein Strom lebendigen Seins'".

Schmerz hatte sie gehäutet. Und dabei sind Kräfte gewachsen, die verdeckt bereits früher existierten, jedoch erst durch das Erfahrene zur Wirkung kamen.
„Es wuchsen Gleichmut, Gelassenheit, innere Ruhe, Heiterkeit und Liebe." Diese Erfahrungen veränderten ihr Leben als Frau und Ordensschwester. Sie beeinflussten auch ihr Dasein für die Menschen und später das Schreiben, das heißt, die Neubearbeitung der vierten Auflage des Pflegebuches. Vorher jedoch begegnete sie einem Meister, von dem sie anfänglich als Schülerin und später als Mitarbeiterin viel profitiert hatte: Karlfried Graf Dürckheim.

Liliane Juchli zur Krise
„Krise – ein Thema, das wohl mehr oder weniger bedrohlich zu jedem Leben gehört. Ich selbst war während der sogenannten ‚besten Jahre' meines Lebens damit konfrontiert und habe feststellen müssen, dass es eine Menge Publikationen, Leitartikel und wissenschaftliche Abhandlungen zu diesem Thema gibt. Trotzdem kann letztlich der individuelle und

höchst persönliche Kern des Erfahrens und Durchleidens nur schwer in Worte gekleidet werden.

Die Krise ist ein vielschichtiges und individuell erfahrenes Phänomen. Je nach Autor werden nicht nur unterschiedliche Stufen beschrieben, sondern auch die Definition dessen, was eine Krise ausmacht. So skizziert zum Beispiel der amerikanische Psychiater Gerald Caplan vier Phasen. Er spricht in der ersten Phase von zugespitzten Belastungssituationen, die, so die zweite Phase, zur anhaltenden Belastung führen können. Gelingt es in der dritten Phase, das Problem zu lösen, gewinnt der Betroffene an Stärke und es bilden sich ein neues Selbstverständnis und gesündere Bewältigungsstrategien. Gelingt der Übergang zur neuen Stabilität jedoch nicht, kommt es in der vierten Phase zur Erschöpfung, die ohne professionelle Hilfe kaum bewältigt werden kann. Hier sehe ich denn auch die Beziehung zum modernen Begriff ‚Burn-out-Syndrom' und zur früheren Diagnose ‚Erschöpfungsdepression'.

Aus eigener Erfahrung würde ich die Aussage von Professor Dr. Ulrich Hegerl (Stiftung Deutsche Depressionshilfe) bestätigen, wenn er sagt: ‚Ein Großteil der Menschen, die wegen Burnout eine längere Auszeit nehmen, leidet de facto schlicht an einer depressiven Erkrankung. Alle für die Diagnose einer Depression nötigen Krankheitszeichen liegen vor, wozu immer auch das Gefühl der Erschöpfung gehört.' Für meine persönlich erlebte Krise würde heute wohl die moderne Bezeichnung ‚Burn-out-Syndrom' verwendet, ein Begriff, der für Einzelne wie auch für die Gesellschaft akzeptabler ist als Depression.

In den Jahren, da ich selbst davon betroffen war, galt diese Diagnose als Makel, welcher verschwiegen wurde. Ein Zustand, der den Leidensweg zusätzlich erschwerte und belastete.

Vor der eigentlichen Krise gab es auch in meinem Leben eine längere Phase, während der das Maß an Belastung stetig zunahm und die zur Verfügung stehenden Kräfte dauernd überfordert wurden. Trotz vieler Versuche, die Problemsituation zu entschärfen, konnte keine anhaltende Lösung gefunden werden, sodass der Zusammenbruch der Kräfte unvermeidlich war.

Die Krise ist vorerst weniger eine Chance, als vielmehr Gefahr, Bedrängnis und Gefährdung, die tödlich enden kann. Mir selbst ist nach langem Leidensweg das ‚Hindurch' geschenkt worden. Und damit auch die Erfahrung dessen, was allein in der Tiefe aufbricht: Eine neue Lebendigkeit und

Beziehung zu den inneren Lebenswerten, ein Lebensgefühl, das man auch bei den Mystikern findet – die Erfahrung des ‚Eins-Seins' mit allem, was ist."

Begegnung mit Karlfried Graf Dürckheim

Zufällig war sie auf eine Publikation gestoßen, welche informierte, dass im Zentrum für ‚Initiatische Therapie' (auf den Wesenskern des Menschen bezogene Weg-Begleitung) in Todtmoos-Rütte, Deutschland, Seminare durchgeführt wurden. Liliane Juchli interessierte sich für diese Ausschreibung und Ingenbohl erlaubte ihr, dass sie sich für den zweiwöchigen Kurs anmeldete. Noch heute erinnert sie sich, wie sie am Ankunftsabend vor dem Meditationshaus stand und den Himmel betrachtete, als hätte sie ihn vorher nie gesehen.

„An diesem abgelegenen Ort im Schwarzwald gab es kaum Straßenlampen, die Nacht war dunkel, wie sie es in der Stadt nicht sein kann und die Sterne glitzerten so hell und nah, dass ich sie hätte greifen können. Ich fühlte eine große innere Ruhe und Geborgenheit, aber auch Vertrauen auf meinem Weg, der sich langsam zu ordnen begann."

Zum Seminarangebot gehörten Themen und Übungen zu ‚Leibarbeit, Meditation, geführtes Zeichnen, Töpfern, Musik (Obertöne), Imagination, Gebärde und Tanz'. Die Meditation hatte Karlfried Graf Dürckheim selber geleitet. In der zweiten Woche bekam Liliane Juchli die Gelegenheit für eine Aussprache. Den Moment der Begegnung wird sie nie vergessen. In ihrem Tagebuch ist zu lesen:

„Ich saß ihm gegenüber und er sagte: ‚Wir wollen zuerst eine Weile still sein.' Dann, in die Stille hinein, stellte er eine Frage, ich weiß den Wortlaut nicht mehr, aber sie zielte mitten in mein Leben und traf auf das, was mich in den vergangenen Jahren bewegt und verändert hatte, und ich begann zu erzählen. So ergab sich ein dichtes, existenzielles Gespräch, wie es uns nur als gelegentliche Sternstunden geschenkt wird ... Abschließend sagte er mir: ‚Sie werden wiederkommen, denn Sie müssen Ihren Weg gehen. Sie müssen längere Zeit herkommen und lernen, sich auf eine neue Aufgabe im Leben und im Kloster vorzubereiten.' Ich antwortete, dass mir der Orden dazu wohl kaum die Erlaubnis geben würde. Da schaute er mich an und erwiderte: ‚Sie werden kommen!' Er nahm das Buch ‚Vom Doppelten Ursprung des Menschen', das vor ihm lag und schrieb: ‚Auf dem Weg zum Zeugen' hinein und betonte: ‚Geben Sie das der Oberin und sagen Sie ihr, sie solle Ihrem Weg vertrauen'."

Die damalige Provinzoberin, Sr. Stephanie Lüchinger, verstand, was Dürckheim meinte und kam Sr. Liliane mit unerwartet großem Verständnis entgegen.

„Sie hat meine Neuorientierung, die ja auch ein erneutes Ja zum Leben im Kloster betraf, behutsam unterstützt und mein neues, bewusstes ‚In-den-Dienst-genommen' sehr persönlich begleitet."

Karlfried Graf Dürckheim
Karlfried Graf Dürckheim ist 1896 in München geboren und 1988 in Todtmoos-Rütte, im Schwarzwald, gestorben.
Er war Professor für Philosophie und Psychologie. Von 1937 bis Kriegsende lebte er in Japan. Dort begegnete er Zen und somit der Meditation. Zusammen mit Bogenschießen und Kalligrafie waren diese Erfahrungen von grundlegender Bedeutung für seine spätere therapeutische Arbeit im Westen.
1951 gründete Graf Dürckheim zusammen mit Maria Hippius die Bildungs- und Begegnungsstätte Todtmoos-Rütte im Schwarzwald. Sie entwickelten – mit ihren Mitarbeitenden – die „Initiatische Therapie", welche der Begleitung auf dem Individualisierungsweg verpflichtet ist. Es geht dabei um die Wandlung des ganzen Menschen, so, dass er sein leibliches Dasein als sinnstiftenden Lebensgrund zu erfahren vermag und daraus sein eigenes, unverwechselbares Leben formen und gestalten kann.

Dürckheim hatte Recht: Sr. Liliane bekam die Erlaubnis für einen längeren Aufenthalt in Todtmoos-Rütte, jedoch mit der Einschränkung, dass sie regelmäßig zurückkehren müsse, um den 20-prozentigen Einsatz an der

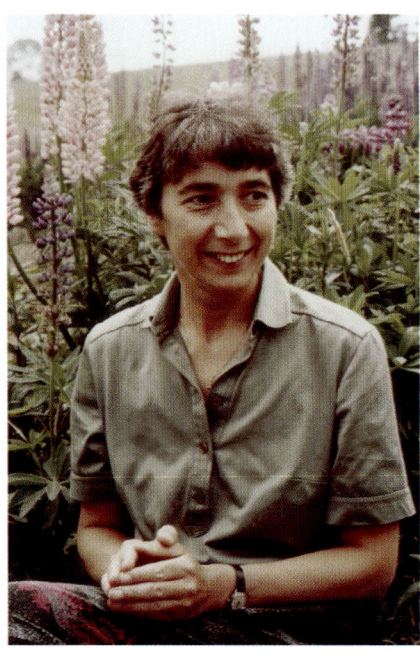

Liliane Juchli in
Todtmoos-Rütte

Kaderschule weiterhin gewährleisten zu können. Dies bedeutete, dass sie ein aufwendiges Pendeln bejahen musste. Dadurch konnte sie jedoch in den Berufsalltag eingebunden bleiben, was sinnvoll war.
Sie hatte sich also angemeldet, worauf Graf Dürckheim umgehend antwortete, dass er sie am ersten Tag ihres Aufenthaltes erwarte, um mit ihr den weiteren Verlauf zu planen und zu besprechen.

„Ich hatte mich gut vorbereitet und auf einen Zettel meine klar formulierten Ziele geschrieben. Dabei ging es vor allem darum, dass ich lernen wollte, besser und vor allem wirkungsvoller mit Menschen, nämlich mit Schülern und Gruppen, umzugehen. Ich war noch mitten im Aufzählen, da nahm er mir den Zettel aus der Hand. Ich bekam gleich die erste Lektion, die eine ganz andere Zielrichtung aufzeigte und das zentrale Anliegen und damit auch die Ausbildung bei Graf Dürckheim umschrieb.

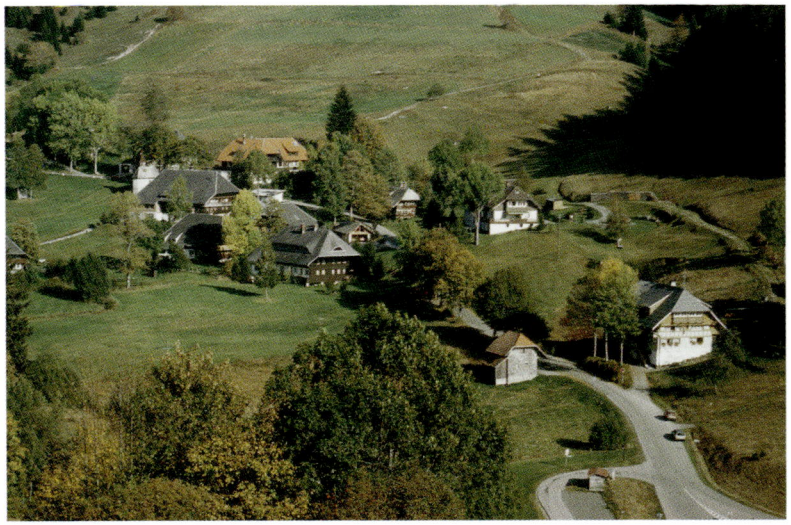

Bildungs- und Begegnungsstätte in Todtmoos-Rütte

Es war eine klare Botschaft, die mich dort traf, wo die Erkenntnisse vom Zusammenbringen der Gegensätze im Leben umgesetzt und gestaltet werden mussten: ‚Liebe deinen Nächsten wie dich selbst.' Die zweite Hälfte dieses Satzes hatte ich sehr vernachlässigt, sodass mein Körper und meine Seele aufbegehrt hatten. Ich wurde gradlinig auf meinem Weg weitergeführt, einem Weg, der nicht nur meinen eigenen inneren Prozess vertiefte, sondern mir Bestätigung gab und Mut machte, meine gewonnenen Erkenntnisse auch für die Pflege fruchtbar werden zu lassen."

Vier Schlüsselpunkte waren es, die Karlfried Graf Dürckheim Liliane Juchli im Lauf der Zeit nahelegte. Diese hatten Signalwirkung und wurden wegweisend für ihre Arbeit in Todtmoos-Rütte und später auch für ihre neue berufliche Orientierung.

1. Was jetzt wichtig ist, ist nicht Kopfwissen, sondern die Erfahrung, worum es wirklich geht und was auch in der Pflege von zentraler Bedeutung ist. So die Veränderung des funktionalen Denkens in eine neue Sichtweise: „Der Mensch hat nicht einen Körper, er ist Leib." Hier hat Liliane Juchli den Grundansatz ganzheitlichen Denkens und Handelns erkannt – hin zum Blick auf den Menschen, der nicht nur eine Krankheit hat, sondern krank ist.
2. Es gilt zu lernen und einzuüben, sowohl für alle anderen Menschen als auch für sich selber da zu sein. Nicht nur für den andern zu sorgen, sondern auch für sich selbst. Das heißt, ein ausgewogenes Gleichgewicht zu finden im Spannungsfeld von Geben und Nehmen, von Ich und Du.

   Die Selbstpflege wurde für Sr. Liliane zum zentralen Anliegen ganzheitlichen Denkens. Es darf nicht nur um die Pflegequalität gehen, sondern immer auch um die Lebensqualität der Pflegenden selbst.
3. Es gilt, die innere Wirklichkeit – den inneren Christus (so Dürckheim) – zu leben und zu bezeugen. Nicht durch Worte oder Werke, sondern durch ein Leben, das gewandelt und neu geworden ist. Ein solches Leben wirkt aus sich heraus. Die Menschen werden dies in der Begegnung spüren und sich abholen und mitnehmen lassen, denn der Mensch ist wesenhaft auch ein spirituelles Wesen. Und ohne Spiritualität kann er keine Ganzheit leben.

   Die Dimension der Spiritualität in der Pflege erfahrbar zu machen, bedeutet auch, im eigenen Leben die innere Wesenstiefe zu ergründen, damit spirituelle Momente im Alltag wahrgenommen und begleitet werden können.
4. Wer um den „doppelten Ursprung des Menschen" weiß, wird auch sich selbst als wertvoll erfahren.

„In diesem Sinn hat Graf Dürckheim mir sein Büchlein ‚Mächtigkeit, Rang und Stufe des Menschen' nicht nur in die Hand gegeben, sondern mir damit ins Herz gesprochen. Mut zum eigenen Sein. Selbstbewusstsein, Selbstwert und Selbstliebe sind Werte, die ich früher kaum beachtete. Wie sehr sind sie jedoch Voraussetzung für einen echten Dienst am Du. Die Würde des Menschen bekam für mich einen neuen Stellenwert.
Was ist mein Leben? Was brauche ich und was ist mein Auftrag? Diese Fragen haben mich immer wieder eingeholt. Die Lehren von Karlfried Graf Dürckheim und meine eigene Arbeit im ‚Zentrum für Initiatische

Therapie' wurden prägend für mein Leben. Träume haben mich auch in jener Zeit stark begleitet und beschäftigt. Einer fasst dies auf besonders eindrückliche Weise zusammen:
Ich befinde mich auf einem Hochhaus und stehe vor einem riesigen Buch. Ein Priester steht dahinter und lässt die Blätter durch seine Finger gleiten. Dort, wo das Buch geöffnet bleibt, wird es zu einem Monument aus Stein. Auf der aufgeschlagenen Seite lese ich: 19. Oktober 1933. Mein Geburtsdatum. Dann stehe ich auf der anderen Seite des Flachdaches und schaue in die Tiefe. Dort unten, so weiß ich, ist mein Grabstein. Das Datum kann ich aber nicht lesen, es ist auch nicht wichtig. Ich kehre zum Priester zurück und frage ihn: ‚Was soll das bedeuten? Auf der einen Seite steht mein Geburtsstein und auf der andern mein Grabstein, beides ist gleichzeitig da, was soll dabei das Dazwischen, das zugleich da ist?' Er sagt: ‚Du hast die Gabe der Sprache, nutze sie.'
Sprache als Auftrag? Der Pflege eine Stimme geben? Dazu gehört die Entschlossenheit, dass ich mich einbringe, auch dort, wo vorerst mit Widerstand zu rechnen ist. Ich habe es versucht, brauchte jedoch Mut, zu meinem Denken zu stehen, es durchzustehen. Dabei Kritik auszuhalten, das habe ich nur langsam gelernt.
‚Auf dem Weg zum Zeugen' war ein prophetischer Hinweis. So kann ich es jedenfalls heute, viele Jahre später, verstehen und begreifen. Wo Wort und Sein zusammenkommen, da kann etwas bewegt werden, kann das geschehen, was wir auch als Begeisterung bezeichnen können."

7 | **Umbruch und Aufbruch**

Rückkehr in die Praxis – Inselspital Bern

Als Sr. Liliane im Sommer 1979 nach Bern kam, wurde eine neue berufliche Ausrichtung eingeleitet. Die Zeit im Aufwachsaal hatte ihr damals viel Zeit gelassen – einerseits um mit Karlfried Graf Dürckheim in Kontakt zu bleiben, anderseits, um über ihre Zukunft und mögliche Tätigkeitsfelder nachzudenken. Und – je mehr sie sich von ihrer Tätigkeit als Schulleiterin in Basel auch innerlich distanzieren und somit endgültig verabschieden konnte, desto mehr stabilisierten sich ihre Kräfte und es zeigten sich neue Perspektiven.

Immerhin war Sr. Liliane seit dem Abschied in St. Gallen, das war 1971, mehrere Jahre nicht mehr direkt am Krankenbett tätig gewesen. Ihr Entscheid glich einem Sprung ins kalte Wasser. Doch um das Pflegebuch in der vierten Auflage dem neusten Stand anpassen zu können, brauchte sie Praxis und zwar in möglichst allen Bereichen. Darum wählte sie das Inselspital, weil sie dort ein breites Lernfeld für ihre Bedürfnisse vorfand. Frau Monique Mücher, Direktorin Pflege, bei der sich Liliane Juchli vorstellte, begriff schnell worum es ging und zeigte Verständnis. Liliane wollte sich nebst den theoretischen Grundlagen zuerst im Praxisfeld der Pflege festigen, um selber zu erfahren, wie sich neu gewonnene Erkenntnisse umsetzen ließen. Um möglichst vielseitige Erfahrungen zu sammeln, ermöglichte ihr Frau Mücher den punktuellen Einsatz in den wichtigsten Fachbereichen der Pflege.

„Ich wählte als erstes Einsatzgebiet ganz bewusst die Abteilung im Lory-Haus, weil dort vorwiegend Hemiplegie-Patienten betreut wurden. Mit dieser speziellen Pflege, so sagte ich mir, habe ich viel Erfahrung. Auch hatte sich während der letzten Jahre auf diesem Gebiet wenig geändert, denn das spezifische Behandlungskonzept der ‚Bobath-Methode' hatte ich noch selber bei den Schülern unterrichtet und eingeübt."

Frau Mücher habe ihr am Schluss des Vorstellungsgespräches gesagt: „Ich bewundere Ihren Mut." Mut sei doch kein Thema, habe sie gedacht; sie müsse einfach – habe keine andere Wahl, wenn sie der Aktualität der vierten Auflage des Pflegebuches gerecht werden wolle. Und so hatte sich Sr. Liliane zwischen September 1980 und Juni 1981 auf verschiedensten Abteilungen des Inselspitals Know-how geholt, Wissen aktualisiert und

auf den neusten Stand gebracht. Im Zeugnis, das Frau Mücher am Schluss ausstellte, sind die Stationen aufgeführt:
Medizinische Abteilung Lory (Lory-Haus), Medizinische Abteilung ASH (Anna-Seiler-Haus), Viszeral-Chirurgie, HNO-Klinik (Hals-Nasen-Ohren), Thorax-Herz-Gefäß-Chirurgie, Dermatologie.
Der Wiedereinstieg in die Praxis forderte sie in beruflicher und menschlicher Hinsicht.

„Kaum einen Monat im Einsatz, hatte ich einen Meniskusriss und musste operiert werden. Das bedeutete vier Wochen Arbeitsunfähigkeit. Zeit zum Nachdenken: auch über meine Angst. Diese war offensichtlich da, nur konnte ich noch nicht zu ihr stehen. Es wurde mir bewusst, dass ich tagtäglich mit Ängsten auf die Station ging. Was, wenn ich einer Notsituation nicht gewachsen bin? Wie schaffe ich den Alltag, der anders geworden war als in meiner Erinnerung und Erfahrung? Wie kann ich diesen Alltag bewältigen? Und – kann ich überhaupt annehmen, dass meine Knieprobleme mit dieser Angst zu tun haben, also psychosomatisch sein könnten?
Als ich wieder auf die Station zurückkehrte, habe ich beim ersten Teamgespräch in der Pflegegruppe über meine Ängste gesprochen. Was mir als Reaktion entgegenkam, war unerwartet und hat mich zutiefst überrascht: ‚Wenn Sie wüssten, wie wir vor Ihnen Angst hatten: Frau Juchli, die alles weiß; wenn wir nur keine Fehler machen … '
Die Gespräche waren für uns alle entlastend, hilfreich und heilsam zugleich. Persönlich habe ich zunehmend gelernt, wie wichtig es ist, den eigenen Gefühlen Raum zu geben, zu ihnen zu stehen, sie zu akzeptieren und auszusprechen, was immer auch bedeutet, zu den eigenen Grenzen zu stehen. Dies jedoch ist nur ein Beispiel der vielen Gelegenheiten des Lernens, die ich in diesem Jahr nutzen konnte. Die Zusammenarbeit im Team mit den offenen Gesprächen untereinander haben allen viel gegeben und uns in unserem Selbstverständnis als Pflegende gestärkt."

Es habe auch lustige und amüsante Erlebnisse gegeben, erinnert sich Liliane Juchli. Zum Beispiel, als auf der medizinischen Station ein neuer Pfleger eingeteilt wurde, den sie in die Aufgaben der Station einführen musste. Nach einer Znünipause (Zwischenverpflegung) sei er ganz aufgeregt zurückgekommen und habe Sr. Liliane gebeten, zu raten, mit wem er eben telefoniert habe. Da sie natürlich die Antwort nicht geben konnte,

habe er sprudelnd erzählt: „Mit der Schulleiterin in Berlin." Er habe ihr berichtet, mit wem er am Morgen Betten gemacht und Patienten gelagert habe. In Berlin habe man sich mit ihm gefreut und Sr. Liliane viele Grüße ausrichten lassen. Bereits damals war Sr. Liliane einfach „die Juchli", und damit war das Buch gemeint, das ja auch in Deutschland eine große Verbreitung gefunden hatte. Die Autorin und Pflegefachfrau musste sich daran gewöhnen, dass sie erkannt wurde, das heißt bekannt war. Und das war damals wirklich erst der Anfang.
Trotzdem war sie in ihrer damaligen Aufgabe vor allem wieder Lernende. Sie erinnert sich:

„Jede Station konfrontierte mich mit neuen Pflegeaufgaben oder mir unbekannten Behandlungsmethoden. Damit konnte ich den jungen Mitarbeitenden besondere Freude bereiten, denn sie nutzten die Gelegenheit, mir etwas Neues zu zeigen oder zu erklären. Dieser ‚Rollentausch' gab meinem Selbstwert Aufwind und war für unsere kollegiale Zusammenarbeit sehr fruchtbar.
Ich bin in jenem Jahr vielen motivierten Kolleginnen und Kollegen begegnet. Mit manchen blieb ich über Jahre in Kontakt – und anderen begegnete ich irgendwo und irgendwann; manchmal auch noch heute. Der Begrüßung folgt meistens ein Erinnerungsaustausch wie: Wissen Sie noch, als Sie damals bei uns auf der Station waren …? Ja, natürlich weiß ich es noch und werde es auch nie vergessen. Es war unsere Zusammenarbeit, der gemeinsame Austausch, das Lernen mit- und aneinander. Meine Zeit am Inselspital möchte ich allein schon aus diesem Grund nicht missen.
Jede Station bot mir zudem Gelegenheit, meine Pflegekompetenz aufzufrischen und zu stärken. Solche Erfahrungen wurden in der Neuauflage des Pflegebuches und später in anderen Büchern vertieft, integriert und damit verarbeitet. Zwei Beispiele möchte ich aus der Fülle der Erfahrungen herausgreifen:
Wir arbeiteten damals nach dem ‚Güfeli-Plan', das war ein Arbeitsplan, auf welchem die Aufgaben für die jeweiligen Pflegenden mit einer Stecknadel angezeigt wurden. Welch ein Unterschied zur heutigen Computerwelt!
An einem Morgen stand für mich als Erstes eine Ganzwaschung bei einem Patienten mit Herzinfarkt auf dem Plan. Ich ging ins Zimmer und sagte: ‚Guten Morgen, haben Sie gut geschlafen?' Aber eigentlich wollte

ich keine Antwort, ich wollte die Körperpflege ausführen, also den Patienten waschen. So beschäftigte ich mich sofort mit der Vorbereitung, füllte das Waschbecken mit Wasser, wodurch die Antwort ohnehin übertönt wurde. Ausgerüstet mit dem notwendigen Material wandte ich mich dem Patienten zu, um mit dem Waschen zu beginnen. Doch plötzlich war meine Aufmerksamkeit voll da und ich erkannte, dass dieser Mensch in genau jenem Moment keine Körperpflege brauchte, sondern ein waches Ohr und ein mitfühlendes Da-Sein. Ich ließ alles stehen, setzte mich ans Bett und erlebte in der folgenden Begegnung das, was sich ‚zwischen den Räumen' ereignen kann. Das Eigentliche geschah im schlichten, aber aufmerksamen Da-Sein. Es waren Momente, die über die Sprache hinausgingen, die letztlich im Unfassbaren und Unnennbaren blieben und die doch eine starke, verändernde Wirkung hatten: Das, was ich als ‚Hervorbrechen der spirituellen Dimension' bezeichnen möchte, eine Wirklichkeit, in der sich eine unerwartete ‚heilende Wirkung' entfalten konnte.

Soweit meine Erfahrung beim Patienten. Für mich stellten sich danach Fragen wie:

Was, wenn die Oberschwester ins Zimmer gekommen wäre und mich morgens um 7:00 Uhr müßig herumsitzend ‚erwischt' hätte?

Darf ich nun im Pflegebericht dokumentieren ‚Patient gewaschen', obwohl dies nicht stimmte? Wie kann ich überhaupt beschreiben, was an Heilendem bei diesem Menschen geschehen war?

Da ich nicht einfach zur Tagesordnung übergehen wollte, fasste ich Mut, diese Fragen beim Mittagsrapport anzusprechen. Daraus entwickelte sich ein fruchtbares Pflegegespräch, so, wie wir es uns öfters gewünscht hätten."

An eine weitere Situation auf der medizinischen Abteilung erinnert sich Sr. Liliane. Sie pflegte eine junge Frau mit Krebs im terminalen Stadium und übernahm als Bezugsperson die Betreuung dieser Patientin. So konnte sie ihre Kreativität voll in diese Aufgabe einfließen lassen: Ganz im Vertrauen auf das, was viel später im Pflegekonzept „Palliative Care" beschrieben wurde.

„Zur Pflege dieser Patientin gehörte die regelmäßige Überwachung. So ging ich – wie jeden Morgen – ins Zimmer, ganz auf die laufende Infusion konzentriert, das heißt, Augen und Hände waren mit dem Auftrag beschäftigt, zu kontrollieren, ob alles richtig funktioniere, ob die Tropfenanzahl angepasst sei, ob man neu regulieren müsse oder ob irgendetwas verstopft sein könnte. Da hat mich plötzlich so etwas wie ein Blitz durchfahren: Was machst du eigentlich? Hier liegt ein sterbender Mensch, der deine volle Aufmerksamkeit bräuchte und du bist ‚gefangen im Tun der Technik'. Irgendwie war es beschämend, schrieb ich mir doch zu, dass ich patientenorientiert pflegte."

Nie mehr würde sie mit einer solchen Haltung in ein Patientenzimmer gehen. Dies war ein klarer Entschluss und die Grundlage für ihre Kernaussage: „Ich pflege als die, die ich bin", wie auch für das Zusammenbringen von „Sein und Handeln". In diesem Jahr, so sagt sie heute, sei ihr bewusst geworden, dass zu einer ganzheitlichen Pflege immer auch die menschlich-spirituelle Komponente gehört. Später hat sie dies in einem Referat über „Spiritualität und Pflege" so formuliert:

„Pflege beruht auf Achtung und Ehrfurcht gegenüber dem anderen Menschen. Sie orientiert sich an der Würde der Person. Diese Achtung wie auch der Respekt vor dem Anderen sind im konkreten Handeln ebenso zu erkennen wie in der Sprache, derer wir uns bedienen. Die spirituelle Dimension braucht Raum und fordert unsere Achtsamkeit. Sie gehört wesenhaft zur Beziehung des Menschen und geschieht in und durch das Beziehungsfeld, also zwischen Pflegenden und Gepflegten."

Karlfried Graf Dürckheim hat dies so formuliert:

„Wenn zwei Menschen sich begegnen, spannt sich ein Bogen zwischen ihnen. Auf diesem Bogen spielt ein Dritter den erlösenden Klang. So kann geschehen, was sich jeder Erklärbarkeit entzieht, aber letztlich immer mehr ist als das, was wir tun oder sagen."

Liliane Juchli:

„Ob ich die Infusion meine oder den Menschen, der vor mir liegt, das ist wohl das Geheimnis einer ganzheitlichen, an der Person orientierten und situationsbezogenen Pflege. Es geht um die innere Ausrichtung des Menschen. Um die Erfahrung des Angenommen- oder Gemeint-Seins. Es geht letztlich um das, was zwischen den Menschen, also im zwischenmenschlichen Bereich, geschehen kann: Das, was Martin Buber als ‚das Zwischen' beschrieben hat. Zur professionellen Pflege gehören eben beide Komponenten: sowohl die Liebe und Hinwendung zum Menschen wie auch die fachkundige Pflegekompetenz."

So wurde Liliane Juchli in jenem Jahr an die grundlegend neuen Inhalte der vierten Auflage des Pflegebuches herangeführt; sowohl im Übungsfeld der alltäglichen Arbeit wie auch im Wissenszuwachs und in der Vertiefung ihrer Erfahrungen.
Da sie im Inselspital nur 80 % arbeitete, blieb ihr viel Zeit zum Lesen. Nicht nur Pflegefachliteratur und neue Forschungsergebnisse, nein, sie vertiefte sich vorwiegend in humanwissenschaftliche Werke. Fasziniert hat sie dabei vor allem die Welt von Carl Gustav Jung. Innerhalb kürzester Zeit hat sie sein Gesamtwerk von der ersten bis zur letzten Seite verschlungen. Gleichzeitig entdeckte sie das Thema „Paradigmen-Wechsel". Sie las Bücher wie zum Beispiel „Wendezeit" von Fritjof Capra, „Umbruch und Gegenwart" von Jean Gebser, „Neuland des Denkens" von Frederic Vester und „Die sanfte Verschwörung" von Marilyn Ferguson. Selber beschreibt sie diese Zeit als „eine Ergänzung zur Reise nach innen und als Fundgrube für mir bis dahin unbekannte Schätze des Wissens und Erkennens".

Das Pflegebuch bekommt ein neues Gesicht

Nach intensiver Zeit in der Spitalpraxis galt es, nochmals Kräfte zu sammeln, um gewappnet an die Erarbeitung der Neuauflage heranzugehen. Daher kehrte Liliane Juchli im Sommer 1981 für einige Zeit nach Todtmoos-Rütte zu Graf Dürckheim zurück.
Im September des gleichen Jahres richtete sie sich im Personalhaus des Viktoriaspitals in Bern eine Schreibstube ein und begann, die nötigen Kontakte für die Arbeit an der Neuauflage zu knüpfen. In diesem Zusammenhang weilte sie auch einige Wochen in St. Gallen, wo Marielouise Dudli, Leiterin der innerbetrieblichen Schulung, sie mit großem Engagement unterstützte.
Der Aufbau und die neue Ausrichtung des Buches beschäftigten sie schon seit längerer Zeit. Noch während ihres praktischen Einsatzes in Bern bündelte sie ihre erweiterten Erkenntnisse so, dass das neu zu Gestaltende bereits konkrete Form angenommen hatte und sie nun zügig mit der

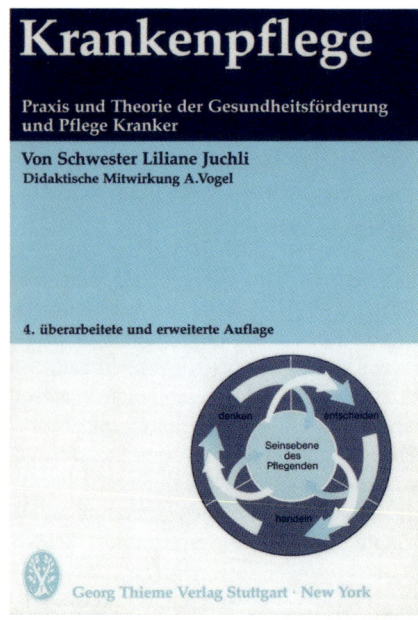

Die neu gestaltete 4. Auflage versteht sich als veränderte und verbesserte Fortführung des Buches „Allgemeine und spezielle Krankenpflege", 1. bis 3. Auflage

Arbeit beginnen konnte: evaluieren, schreiben, überarbeiten. Im Vorwort der vierten Auflage ist zu lesen:

„Das Buch steht unter dem Anspruch, neuzeitliches, verfügbares Wissen anzubieten und zugleich die Theorie mit der Praxis zu verbinden. Dieses Grundverständnis des Buches wird durch alle 42 Kapitel beibehalten. Auf der Grundlage eines ganzheitlichen Menschenbildes soll ein kompetent aufbereitetes Fachwissen den Lesenden zur Ausübung einer situationsgerechten, ganzheitlichen und personenorientierten Pflege befähigen. Als Lehr- und Lernbuch richtet es sich an Auszubildende. Zugleich dient es als Nachschlagewerk für die im Pflegeberuf Tätigen. Diese neu gestaltete 4. Auflage versteht sich als veränderte und verbesserte Fortführung des Buches ‚Allgemeine und spezielle Krankenpflege', 1. bis 3. Auflage" (Juchli 1983).

Liliane Juchli:

„Ich habe mir damals überlegt, dass, wenn jemand Schreiner werden will, er zuerst den Wald, den Baum und das Holz kennen lernen muss. Müsste es für Pflegende nicht noch wichtiger sein, dass sie sich zuerst mit dem Menschen auseinandersetzten: mit dem Menschen in seiner Ganzheit, seinem Gewordensein, seinem Lebensumfeld, in welchem er lebt, gesund ist oder krank wird? Ein ganzheitliches Pflegemodell, so wie ich es verstehe, basiert auf einer Theorie, hier auf einer ganzheitlichen Sichtweise vom Menschen und von einem Instrument, das auch als Ordnungsstruktur bezeichnet werden kann. Ich habe dafür die 12 Aktivitäten des täglichen Lebens, ATL, gewählt. Dabei sehe ich den Menschen in seinen Bezügen zu sich selbst, zum Mitmenschen, zur Natur sowie zum ganz anderen, dem Göttlichen.
Die ATL sind jedoch nur dann ein gutes Instrument zur Datenerhebung, wenn wir die Fakten in Bezug zum Menschen als ganzheitliches Wesen sehen: im Blick auf alle seine Beziehungen und im Bezug zu seiner individuellen Geschichte respektive Biografie, welche die aktuelle Situation beeinflusst und mitbestimmt hat.
Man darf dabei nie vergessen, dass jede Beschreibung vom Menschen hinter der Wirklichkeit zurückbleibt und sie immer nur ein fragmentarischer Erklärungsversuch sein kann. Jedes Modell bleibt eine leere Hülle, wenn es nicht das Leben und die Lebendigkeit ins Zentrum rückt. So lässt sich auch der Begrifft ‚Ganzheit' letztlich nicht beschreiben, stehen doch auch die Wissenschaftler vor dem nicht Benennbaren, wenn sie zu erklären versuchen, dass ‚das Ganze mehr ist als die Summe seiner Teile'."

Sie denkt gerne an jene Zeit zurück, als sie wieder bei vollen Kräften war. Und aus der Fülle persönlicher und pflegerischer Erfahrungen dem Buch, „ihrem" Buch, eine neue Ausrichtung geben konnte. Aber, was war denn nun grundlegend neu? Der Pflegeberuf wurde aufgewertet. Er galt und gilt nicht mehr nur als erlernbares Handwerk, sondern als professionell fundierter Beruf im Dienst am Menschen in seiner Ganzheit. Dabei steht nicht das Tun im Mittelpunkt, sondern der Mensch. Das Wissen um diesen Menschen steht – wie bereits erwähnt – am Anfang der überarbeiteten vierten Auflage. Und alle folgenden Kapitel sind verknüpft mit diesem neuen Einstieg.

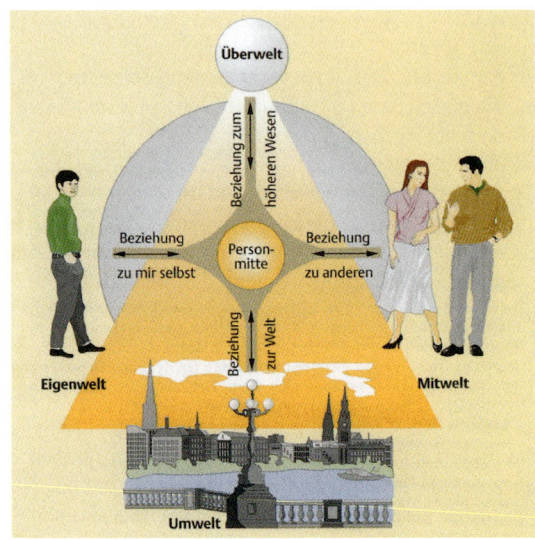

Die Beziehungsfelder des Menschen

Neues Denken, neue Herangehensweise und somit eine kleine Revolution, als das Buch 1983 unter dem neuen Titel: „Krankenpflege – Praxis und Theorie der Gesundheitsförderung und Pflege Kranker" erschien. Dieser Titel spiegelt den neuen Ansatz und das neu gewonnene Selbstverständnis der Pflege wider, die nicht länger als Defizitmodell nur auf Kranke bezogen bleibt, sondern immer die gesunden Kräfte, die Ressourcen, mitberücksichtigt.

Die ersten Reaktionen, so Liliane Juchli: „Überraschung, Unsicherheit, ja Verwirrung." Vor allem die Unterrichtenden seien gefordert gewesen, hätten sie doch ihren Unterricht neu aufbauen und gestalten müssen. Bald seien die ersten Anfragen von Pflegeschulen, Fachhochschulen und Pflegeinstitutionen gekommen, mit der Bitte um Hilfe bei der Umsetzung der neuen Inhalte.

„Aber nicht immer waren die Reaktionen auf Anhieb positiv und ich musste einmal mehr lernen, mit Kritik umzugehen. Und mit dem Wissen, dass man es niemals allen recht machen kann. Eine heilsame Einsicht. Die andere, nämlich jene, dass ich alles noch hätte besser machen können,

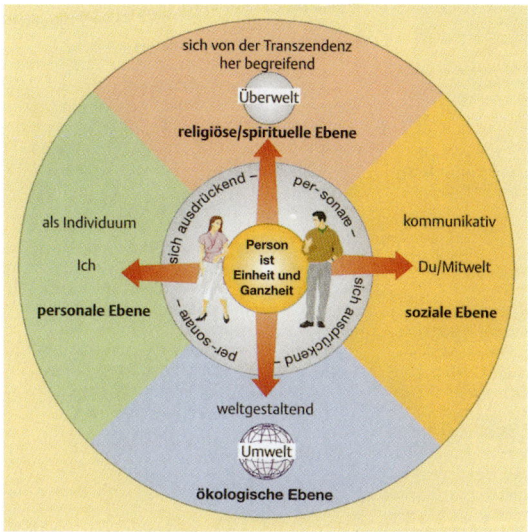

Bereiche und Ausdrucksformen der Person

hat mich belastet. Denn, kaum war die Neuauflage im Handel, konnte ich mich nicht richtig freuen und sah mehr Mängel, Fehler und das Unvollständige anstatt das Gewordene und Gelungene. Und da erinnerte ich mich plötzlich an meinen Großvater. Ich dachte an jenen Sommer beim Heuladen, als ich es besonders gut machen wollte, damit ja kein Heu verloren ging und dabei vergaß, dass wir ja ganz in der Nähe der Scheune waren. Großvater erinnerte mich und sagte: ‚Meitli, du musst denken: Das Heu muss diesmal nur für einige Meter auf dem Wagen bleiben und nicht für eine Halbtagesreise …' Es war für mich wie eine Offenbarung. Ich muss zwar das Beste tun für die jeweilige Auflage, aber nicht mehr. Denn ich werde eine nächste Chance bekommen. Es wird wieder eine Neuauflage geben, die mir Gelegenheit gibt, den ‚Wagen wieder zu beladen'. Wie tröstlich war diese Erkenntnis: Ich tue, was mir jetzt möglich ist und alles, was fehlt, wird beim nächsten Mal seinen Platz finden. Und so war es denn auch bis und mit der 8. Auflage, die im Jahr 2000 erscheinen konnte."

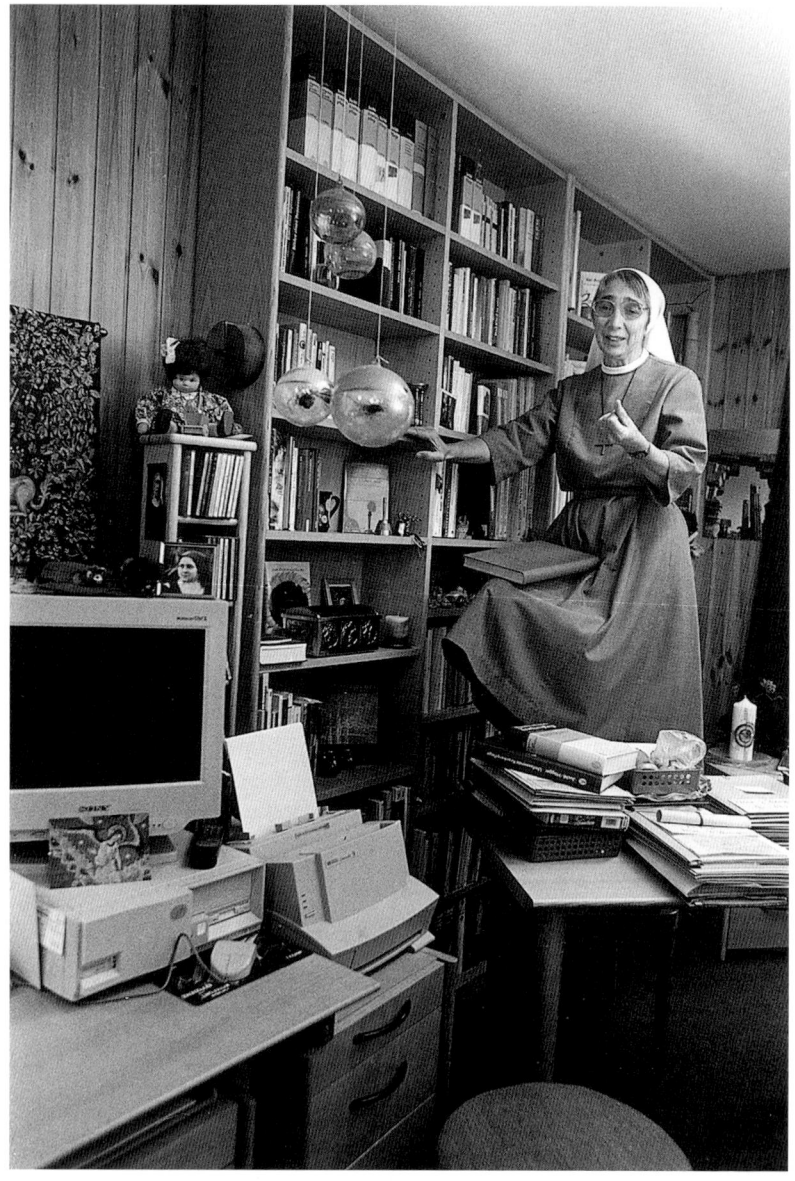

Liliane Juchli in ihrem Büro in Zürich

Stationen des Buches „Pflege":
1969 Manuskript des Theodosianums: umfassende Krankenpflege.
1971 Übernahme durch den Thieme Verlag als Kommissionsverlag.
1973 Erste Auflage unter dem Titel: „Allgemeine und spezielle Krankenpflege: Praxis und Theorie."
1978 Auflage überschreitet die 100 000er-Grenze: Es wird eine antike Karaffe überreicht.
1982 Die 250 000er-Grenze ist überschritten: Es wird ein Silberbuch überreicht.
1983 Von der 4. Auflage an erscheint das Buch unter dem Titel: „Krankenpflege."
1989 Die 500 000er-Grenze wird überschritten: Es wird eine Silberkassette überreicht.
1994 Von der 7. Auflage an ändert sich der Titel in „Pflege".
1995 Auszeichnung durch die Stiftung Buchkunst als „eines der schönsten Bücher des Jahres".
1997 Jubiläumsausgabe, 8. Auflage: Es sind inzwischen über 850 000 Exemplare verkauft.
2010 Ist die Millionengrenze überschritten. Der Krankenpflegeklassiker ist auch in italienischer und in holländischer Sprache erschienen.

Reisende in der Pflege – Reisende in Hoffnung

Nach Erscheinen der 4. Auflage häuften sich bei Liliane Juchli die Anfragen, ob sie ihr neues Pflegemodell an Pflegekongressen und Fachtagungen vorstellen könnte und ob sie mit Teilnehmenden von Seminaren und Schulungstagungen zusammenarbeiten würde. Es ergaben sich bald derart viele Termine, dass sich für Schwester Liliane unerwartet ein neues Aufgabenfeld öffnete. Und: Der Orden gab sie für diese Unterstützung und Hilfe bei der Umsetzung des neuen Pflegeansatzes frei.

„Noch heute freue ich mich darüber, dass in jenen Jahren eine Fachtagung mit dem Titel ‚Pflege im Wandel' Scharen von Pflegenden mobilisieren konnte, sodass auch eine große Aula für die Interessierten zu klein war.

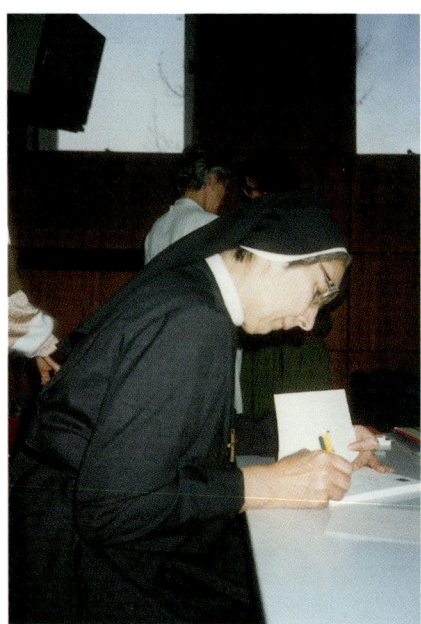

Die Autorin signiert
ihre Bücher

Veranstaltungen wurden oft über Bildschirme in Nebenräume übertragen. Es schien mir, als blühte so etwas wie ein Pflegefrühling. Ein Bewusstwerdungsprozess, der Kräfte freisetzte und Pflegende in Bewegung brachte. Oft wurde mir in jenen Jahren gesagt, dass ich der Pflege eine Stimme gegeben habe. Eine Aussage, die mich auch heute noch ergreift, weil ich mich an den Traum erinnere (S. 123)."

Sehr bald kamen die Anfragen nicht nur aus der Schweiz, sondern auch aus Deutschland. Und so kam es, dass Liliane Juchli für eine erste längere Reise nach Berlin flog. Die Krankenpflegeschule in Berlin-Wannsee feierte das 10-jährige Jubiläum. Mit einem Juchli-Referat sollte dieses Fest zu einem besonderen Anlass werden. Nebst dem eigentlichen Festakt blieb genügend Zeit für Begegnungen und Gespräche, auch mit Verantwortlichen der nahe liegenden Ausbildungsstätten und Krankenhäuser, wo sie auf offene Ohren und Herzen stieß und auf eine unbändige Willenskraft, in der Pflege etwas zu verändern.

„Emmi Reimke, die Schulleiterin der Krankenpflegeschule am Wannsee, hatte dies in einem eindrücklichen Bild ausgesprochen: ‚Sie kommen zu uns wie eine schwangere Frau und wir dürfen das Kind entgegennehmen.' Welch ein Wort! Und ich spürte, dass sie meinte, was sie sagte.
Es waren Gespräche, die Mut machten und die Bereitschaft förderten, dem ganzheitlichen Denken Raum zu geben. Viele Kontakte wurden geknüpft und manche Reise nach Berlin wurde in der Folge wieder geplant. Ich hatte mich sehr auf diese Stadt gefreut."

Im Tagebuch ist zu lesen:

„Berlin – Stadt der Gegensätze. Wärme und Begeisterung in der Begegnung mit den Menschen im Westen der Stadt, wo Freundschaften entstehen konnten, wo ich Dynamik und Lebendigkeit des Lebens spürte. Dann, die Busfahrt in den damaligen Ostsektor, die mir immer in Erinnerung bleiben wird. Ich lernte die andere Seite Berlins kennen, jene, wo ein Klima des Misstrauens und Mangels zu spüren war. Eine Atmosphäre der Kargheit im Ausdruck des Lebensgefühls. Ich empfand diese Gegensätze wie Sinnbilder meiner eigenen Hoffnung – der Erfahrungshoffnung: Zersplitterung muss nicht bleiben, sie muss durchgetragen werden: Als Vision, die vielleicht noch in weiter Ferne liegt und dem Werdenden gehört: Denn, Hoffnung will Zukunft."

Auf unzähligen Reisen begegnete Liliane Juchli begeisterten Menschen. Es entstanden Freundschaften, die bis heute noch lebendigen Austausch versprechen und aus ihrem Leben nicht mehr wegzudenken sind. Aber die erste Reise nach Berlin blieb etwas Besonderes, Wegweisendes.
In einem Brief von Emmi Reimke, drei Wochen danach, ist zu lesen:

„In mir klingt die Begegnung nach, als etwas Einmaliges, vorher nie Erlebtes. Ich empfand, dass Sie aus einer unmittelbaren Ruhe und Stille heraus leben, so, wie ich es bisher nur bei jungen Frauen erlebt habe, die ein Baby erwarten. Sie horchen in sich hinein und sind dadurch geschützt und abgeschirmt von der Unruhe und übermäßigen Zerstreuung des Alltags. Sie ruhen in sich und können aus dieser Ruhe heraus sicher leben und für ihre Umgebung Zuflucht und Hoffnung sein. Alle Ihre Sinne sind nach innen gerichtet und das macht sie fähig, die Signale von außen aufzunehmen und darauf zu antworten. Sie leben uns vor, was wir alle so dringend brauchen: Präsenz und in Harmonie mit dem, was ist. Jetzt und hier. Das ist es, was wir spürten, als Sie bei uns waren."

Liliane Juchli:

„Diesem Brief – er war und blieb etwas Einmaliges für mich – sind noch viele gefolgt. Mit Schwester Emmi blieb ich bis zu ihrem Tod, in den 90er Jahren, in Verbindung. Durch ihr Echo ist mir nochmals bewusst geworden, wie sehr damals die Kräfte meiner eigenen Tiefe meinem Leben eine neue Wirkungskraft geschenkt haben, eine, die ich weder selber gemacht habe noch festhalten konnte und kann."

Reisen – und ihre neue Herausforderung – haben ihr sichtlich gefallen. Berlin hat sie immer wieder erkundet und mit der Zeit die Stadt wirklich kennen gelernt. Es gab Gelegenheit, nebst den beruflichen Pflichten auch die Vielfalt dieser Stadt kennen zu lernen; so den Tierpark, die weltberühmten Museen bis hin zur Berliner Staatsoper. Später, als die Anfragen für Referate aus Österreich kamen, reiste sie für Fachtagungen und Seminare auch nach Wien. Und ließ sich – nach getaner Arbeit – durch die Stadt führen, besuchte den Stephansdom und den Prater und außerhalb der Stadt in Laxemburg die berühmte Eisdiele „mit den besten ‚Gelati', wie ich sie sonst nur in der Toskana bekommen habe".
Immer öfter wurde Sr. Liliane zur Reisenden:

„Mehrmals konnte ich Referate und Seminare mit Ferien verbinden und damit länger unterwegs sein. So auch nach dem internationalen Pflegekongress in New York 1990, wo ich anschließend – begleitet von meiner Nichte Sonja – den Westen der USA bereisen durfte: Grand Canyon, Yosemite-, Bryce- und King-Nationalparks sind für mich heute mit Farben und Erinnerungen gefüllte Namen und Bilder, die ich immer in meinem Herzen tragen werde."

Nicht weniger lebendig erinnert sie sich an ein Wochenseminar in Irland – südlich von Dublin im Kloster Orlagh – und träumt noch immer von langen Küstenstraßen, alten Friedhöfen mit den typischen irischen Son-

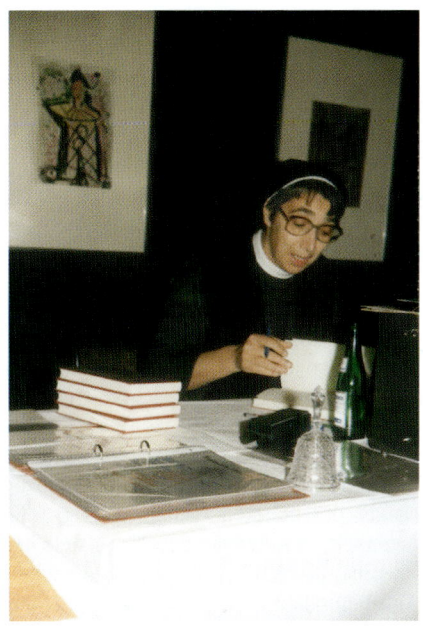

Liliane Juchli unterwegs:
hier 1987 in Paderborn,
Deutschland

nenradkreuzen, von Burgruinen und dem kräftigen Grün satter Wiesen, welche das Vorstellungsvermögen über Irland sofort und überall wieder aktivieren können.
Besonders eingeprägt haben sich auch die seit 1986 jährlich stattfindenden Weiterbildungskurse in Itzehoe, Schleswig-Holstein. Die damalige Oberin der Rotkreuzschwestern, Eva Ulrich, habe nach intensiver Arbeit mit den Pflegenden immer einen Inselaufenthalt organisiert.

„So kam es, dass ich manche Insel der Ost- und der Nordsee kennen lernen durfte. Frischer Wind im Haar, kühle Luft im Gesicht, laufen in den Dünen. Mit einem Buch im Sand liegend. Muscheln suchend: Miesmuscheln, Herzmuscheln, Trichtermuscheln. Oder das Wandern im Watt von Insel zu Insel. Und immer wieder im Meer schwimmen. Vom Element Wasser kann ich nie genug bekommen. Darum ist es wunderschön, dass

Eva zum diesjährigen und wohl letzten Aufenthalt in dieser Landschaft eine mir noch unbekannte Insel in der Region Fischland-Darß-Zingst ausgesucht hat. Die Seminar- und Kurstätigkeit wird jenseits meiner 80er' Vergangenheit sein. Eine, an die ich mich erinnern darf und in der ich mich in vielen Fotobüchern immer wieder finden kann."

Das Unterwegssein als Reisende der Pflege – sie selber ergänzt „und Hoffnung" – hat sie in all den Jahren persönlich am meisten beschenkt. Denn wie viel Hoffnung geweckt werden kann, hat sie immer wieder erfahren.

Neben unzähligen Begegnungen und neuen Beziehungen waren es jedoch vor allem die berufliche Herausforderung und die damit verbundenen Kontakte mit Pflegenden in Ausbildung und Praxis, die sie beflügelten. Dies war die beste Voraussetzung für das nächste Vorhaben, die Vorbereitung der 5. Auflage des Pflegebuches.

Als große Chance bezeichnet Liliane Juchli die langjährige Mitarbeit an der Kaderschule, wo sie aktiv an der Entwicklung der ‚Krankenpflege-Nachdiplomkurse' (Vorläufer der höheren Fachausbildung) mitarbeiten konnte. „Die ideale Gelegenheit, den Auftrag der Pflege stets neu zu reflektieren und zu analysieren."

Die 80er Jahre waren nicht nur Jahre des Umbruchs, die Liliane Juchli mitbeeinflusst und mitgetragen hatte, sondern auch eine Zeit des Pflegenotstandes und akuten Pflegepersonalmangels, damals vor allem in Deutschland. Sie spürte, dass die Lehrenden wie auch die Leitenden und Pflegenden nicht nur neue Erkenntnisse und Hilfe bei der Umsetzung des neuen Denkens brauchten, sondern auch eine Stimme, die ihnen Mut machte. Eine Stimme, die sie unterstützte in ihrem politischen und berufspolitischen Engagement und sie in ihrem Berufsbewusstsein bestärkte, dass Pflege ein spannender und trotz aller Probleme schöner Beruf ist und bleibt. Ein Beruf, für den es sich lohnt zu kämpfen. Auch dort, wo die Stimme der Pflegenden nur widerwillig gehört und wahrgenommen wurde und wird.

In jener Zeit bekam ein Zitat von Liliane Juchli Flügel: „Die Leidenschaft für das Mögliche." Worte, die bis heute mit dem Namen Juchli verbunden sind.

„Hoffnung lehren und Hoffnung lernen, heißt es bei Bloch, war und bleibt ein existenzieller Teil meines Unterwegsseins mit Berufsangehörigen. Wo immer ich Gelegenheit bekam, die Anliegen der Pflege und der Pflegenden einer größeren Öffentlichkeit bewusst zu machen, war ich dabei: durch Teilnahme an Pressegesprächen, Interviews mit Politikern, Ärzten oder mit Verantwortlichen anderer Gesundheitsberufe."

Da die Reisetätigkeit zu ihrem neuen Leben gehörte, zog sie nach Zürich an die ehemalige Schwesternschule; in jenes Haus also, in dem sie damals, aus Nussbaumen kommend, als junge zukünftige Krankenschwester gewohnt hatte. Es ist heute ein Wohnheim für ältere Schwestern. Sr. Liliane ist froh, hier zu sein. Einerseits liegt das Theodosianum verkehrsgünstig und sie ist schnell am Bahnhof oder Flughafen. Und andererseits lebt sie zusammen mit den Schwestern ihres Ordens, was zeigt, dass sich der Kreis zum Anfang ihrer Berufung schließt.

„Das ist nun 30 Jahre her. Es war und ist ein guter Ort zum Leben und Arbeiten. Viel durfte hier entstehen und ist immer noch im Werden. Über viele Jahre war ich die Jüngste der Schwesterngemeinschaft. Jetzt aber haben mich die Jahre eingeholt, so dass ich mich heute von den Jahren her auch zur Altersgemeinschaft zählen kann."

Die Autorin

Bereits während der Erarbeitung der 4. Auflage in Bern spürte Liliane Juchli, dass sie zu einzelnen Kapiteln und Themen noch viel mehr zu sagen hätte. Zudem zeigten sich ihr im Verlauf der Zeit neue Aspekte, die sie gerne bearbeitet hätte, die jedoch – wegen des vorgegebenen Umfangs – nicht berücksichtigt werden konnten. Wie also vorgehen, mit all dem Material im Kopf? Wohin, wann und für wen soll es zu Papier gebracht werden? Doch noch während sie darüber nachdachte, erreichte sie die Anfrage des damaligen ROCOM Verlags in Basel, der später von der Friedrich Reinhard AG als RECOM Verlag übernommen und weitergeführt wurde, ob sie ein Buch zu ethischen Fragen im Bereich einer patientenorientierten Pflege schreiben möchte. Die Begründung für die Anfrage war einfach: Es gab eine Marktlücke und die bereits vorhandene Literatur war nicht mehr aktuell.

„Im Gespräch wurde klar, dass ich kein Ethikbuch schreiben würde, sondern ein Handbuch für den Pflegealltag: So etwas wie einen Wegweiser für die wichtigsten Themen. Bereits im August 1982 wurde der Vertrag für das Buch unterzeichnet. Nur wenige Monate später erschien es unter dem Titel: ‚Sein und Handeln, ein ABC für Schwestern und Pfleger'."

Dieses Buch schrieb Liliane Juchli vor allem für ihre Berufskolleginnen und -kollegen, die nicht nur mit den äußeren Augen, sondern „mit dem Herzen sehen" möchten, so ist im Vorwort zu lesen. Mit dem Wunsch auch aufzuzeigen, wie vermehrt Freude und Erfüllung am sinnvollen Helfen entstehen kann, wenn man mit den Tiefenquellen und dem inneren Wesen, dem Sein, in Kontakt kommt.

Den Menschen so zu sehen, wie er ist, nicht oberflächlich, einseitig oder durch Wunschbilder verzerrt: Ihn in der Tiefe seines Seins erfassen und respektieren. Aus dieser Tiefensicht, da er mehr ist als eine Summe von Zellen und Organen, die besser oder schlechter arbeiten, die gesund sind, wenn sie funktionieren und repariert werden müssen, wenn sie gestört sind.

Ihr Wissen um Transzendenz, Sinnmitte, Sein und Eingebundensein im Urvertrauen haben Liliane Juchli befähigt, diese Erkenntnisse ins Buch einfließen zu lassen und an die Pflegenden weiterzugeben. Dienst am Kranken, der mehr anstrebt als nur physische Wiederherstellung, Erhaltung körperlicher Funktionen oder Unterstützung in verschiedenen Aktivitäten. Pflege, die den Menschen meint und diesen auch anspricht, darum ging und geht es Sr. Liliane. Sie schreibt:

„Dies ist Dienst am Sein und Werden, das heißt, an der Selbstverwirklichung. Die am Menschen orientierte Pflege geschieht dann nicht am Körper, ‚den der Mensch hat, sondern am Leib, der er ist'. Der Körper wird zum Leib, als Träger von Seele und Geist, ist Einheit von Körper und Geist-Seele. Pflege des Leibes ist demnach mehr und etwas anderes als Pflege eines Körpers. Sie ist Dienst an der Erhaltung, Entfaltung und Erfüllung der personalen Ganzheit dieses einzigartigen und individuellen Menschen, der unserer Hilfe bedarf. Versucht man, in diesem Sinne zu handeln, dann geschieht von selbst, was Wahrung von Achtung und Ehrfurcht zum Ziel haben: Es werden Kräfte angesprochen, die Heilkräfte sind und deren Wirkung die psychophysische wie auch die biopsychosoziale Ebene übersteigen. Darum, weil diese Haltung den ganzen Menschen meint. Und dem ‚Heilwerden sowie der Entfaltung der Gesamtpersönlichkeit – und, über die Entfaltung menschlicher Ganzheit, der Verwirklichung des wahren Selbst dient', ist bei Dürckheim zu lesen. Ein solcher Dienst geschieht nicht durch spezialisierte Handlungen und perfekte technische Verrichtungen, nicht in der Routine oder gar im abgestumpften Tun, sondern in der ernsten Zuwendung zum Menschen, der unsere Handreichung, unser Wort oder unser stilles Dasein empfängt. Das aber passiert nicht nur ab und zu in besonderen Augenblicken, sondern im alltäglichen Jetzt. So hat es schon Meister Eckehart, der Mystiker des Mittelalters, gesagt, der auch uns heutigen Menschen den zeitlosen Weg zum ‚personalen Dienst' zu weisen vermag: ‚Die wichtigste Stunde ist immer die Gegenwart. Der bedeutendste Mensch ist immer jener, der uns gerade gegenübersteht (-sitzt, -liegt). Das notwendige Werk ist immer die Liebe."

Man spürt beim Lesen: Die Ordensschwester schöpft aus dem Vollen, schöpft aus Lebenserfahrungen und auch aus erlittenem Leid. Liliane Juchli ist mit diesem Buch ein Volltreffer gelungen. Fünf Auflagen zeichnen das Werk aus. Und – ihr Zitat: „Ich pflege, als die, die ich bin", wurde mittlerweile zu einem Slogan für eine ganze Berufsgruppe.
Sie hatte eine unbändige Freude, das Manuskript zu schreiben. Blieb aber auch hier mit vielen weiteren wichtigen Aspekten zurück.
Kein Problem für den Verlag: Ohne große Diskussion wurde im November 1982 ein zweiter Vertrag erstellt, mit dem Blick auf die Themen rund um das Alter und als Hilfe für die Pflege alter Menschen gedacht. So entstand das zweite Buch: „Alt werden – alt sein; Ein ABC für Schwestern und Pfleger."
Durch Einsätze bei der Pflege alter Menschen, das Zusammenleben mit betagten Mitschwestern sowie ihre eigene Auseinandersetzung mit Fragen über Werden und Vergehen haben sich Erfahrungen angesammelt, die nach Formulierung drängten.

„Nahtlos habe ich innerhalb kürzester Zeit beide Bücher geschrieben. Als ich mit Schreiben anfing, meldete ich mein neues Engagement bei meinen Vorgesetzten in Ingenbohl. Bis ich einen Gesprächstermin bekam, war auch das zweite Buch im ersten Entwurf fertig erstellt. Die Eigendynamik hat mich selber sehr überrascht. Überrascht war man auch in Ingenbohl, hatte ich doch eine Anfrage für ein neues Buch gemeldet und saß nun mit zwei fast fertigen Büchern im Sitzungszimmer. Natürlich hätte ich die Antwort abwarten sollen, so ist das nun einmal im Kloster. Da kam mir der Humor zu Hilfe und ich sagte zur zuständigen Provinzrätin: ‚Ich bin schwanger mit diesen beiden Büchern. Sie sind in mir herangewachsen, bereit zum Erscheinen. Ob sie nun das Ja zum Leben bekommen oder nicht, liegt allein an ihnen.' Ich bekam die Zusage für beide Bücher. Das ist auch der Grund, warum ich sie seither meine Zwillinge nenne und sie entsprechend einkleidete: blau das eine, braun das andere."

In der Zwischenzeit hatte die 4. Auflage des Pflegebuches den Weg zu tausenden von Lesenden gefunden. Das Thema „Ganzheitlichkeit" wurde von immer mehr Menschen wahrgenommen. Liliane Juchli wurde von Anfragen zu Tages- und Wochenseminaren, die sich mit diesem Thema beschäftigten, überschwemmt. Bestärkt durch das spürbare Interesse am Thema „Ganzheitlichkeit und Pflege", konnte mit dem Berufsverband der Region Zürich ein Seminar ausgeschrieben werden, mit dem etwas provokativen Titel: „Heilen durch Wiederentdecken der Ganzheit."
Auch im Kreuz-Verlag hat man davon gehört. Die damalige Lektorin, Frau Hildegunde Wöller, meldete sich zum Seminar in der Paulus-Akademie in Zürich an. Das Interesse war groß. Gespräche rund um die konkrete Pflegerealität und die Sehnsucht, dem ganzheitlichen Denken und Handeln mehr Raum geben zu dürfen, waren unüberhörbar. Ebenso begehrt waren die Diskussionen rund um die inneren Heilkräfte sowie Fragen, wie diese Ressourcen bewusster in die Pflege integriert werden könnten.

„Noch während des Seminars hat mich Frau Wöller angesprochen, mit dem Angebot, diese Seminarinhalte in Buchform herauszugeben. Warum nicht …? Sr. Beda Högger, Vertreterin der Provinzleitung Ingenbohl, saß in der vordersten Reihe. Und so habe ich diese Frage an sie gerichtet: ‚Ich würde dieses Buch sehr gerne realisieren, müsse aber zuerst von meinen Vorgesetzten wissen, ob ich das dürfe, oder ob wir zuerst eine 'Familienplanung' überlegen müssten.' Schallendes Gelächter hat den Entstehungsmoment dieses dritten Buches begleitet. Hindernisse gab es keine und so konnte noch in der gleichen Woche der Vertrag unterschrieben werden. Das Buch erschien im Frühling 1985. Es sprengte schnell den Lesekreis der Pflegenden und wurde auch bei Seelsorgern und Pädagogen ein beliebtes Grundlagenbuch."

Ein informatives Nachschlagewerk für Menschen, die Kranke, Behinderte oder Betagte zu Hause pflegen, war als Nächstes geplant: „Pflegen, Begleiten, Leben – Kranke und Behinderte daheim – ein ABC für Betroffene" erschien im Frühling 1986. Einmal mehr bediente sich Liliane Juchli des ABC als Strukturvorgabe.

In den 80er Jahren hat sich in der Pflege das Bewusstsein vertieft, dass Angehörige des Patienten vermehrt in den Pflegeprozess mit einzubeziehen seien. Dies geschah auch im Zusammenhang mit der Diskussion über Kostendämpfung im Gesundheitswesen. Dadurch gewannen solche Themen an Bedeutung und haben diese bis in die heutige Zeit behalten.

1987 erschien das Buch „Bilder einer Depression, Leben mit den Kräften der Tiefe" im Kreuz Verlag. Zu jener Zeit war Liliane Juchli noch nicht bereit, über ihre Krise zu sprechen, Tagebuchauszüge zu publizieren oder von ihr gemalte Bilder zu kommentieren.
Die von ihr beschriebene Person, „Elischeba" war jedoch niemand anderes als sie selbst. Wir lesen: „Elischeba ist ein Fantasiename. Ich kenne keinen Menschen, der diesen Namen wirklich trägt, aber ich kenne viele, für die er stellvertretend stehen könnte. Für Menschen, die an sich selbst leiden und die am Leben fast zerbrechen. Für Menschen, die von Ärzten und/oder der Umwelt als depressiv und schwierig eingestuft oder willkürlich etikettiert werden. Für Menschen, die von sich selbst sagen, dass sie nicht mehr können, ‚zusammengebrochen sind' oder ‚keinen Ausweg mehr sehen'. Allen diesen Menschen ist eines gemeinsam: Sie sind ‚auf dem Weg.' Einige wissen es, andere nicht. Einige sind sich bewusst, dass niemand ihnen diesen Weg abnehmen kann und sie diesen, mit aller Mühseligkeit, allein zu gehen haben, andere jammern, oder sie klagen die ganze Welt an. Alle sind sie gerufen, den Weg zu gehen und alle brauchen Hilfe auf diesem Weg".

Nach Mitarbeit am „Frauenforum /Frauenlexikon" beim Herder Verlag sowie der Autorentätigkeit am Buch „Was kranke Menschen brauchen" offerierte der Herder Verlag Liliane Juchli die Möglichkeit, ein Sachbuch zum Thema „Schmerz" zu schreiben. Das hat ihr sehr gepasst, war sie doch seit Längerem mit Seminararbeiten zum Thema beschäftigt. Das Buch „Wohin mit meinem Schmerz" wurde im April 1992 unter Vertrag genommen und erschien im selben Jahr. Das Besondere dieses Buches ist seine Ausrichtung auf den eigenen Umgang mit dem Schmerz. Nebst dem Angebot von Grundlagenwissen werden die Lesenden aufgefordert, über ihr eigenes Gesundheitsverhalten nachzudenken und der Selbstsorge genügend Beachtung zu schenken. Schmerzpatienten finden ein Selbsthilfemodell mit Anregungen zum Umgang mit dem eigenen Schmerz, der zwar, wo immer nötig, einer medizinischen Intervention bedarf – aber eben nicht nur. So wird ein eigentliches Selbsthilfeprogramm vorgestellt. Dieses ermuntert zum genauen Hinschauen auf die noch vorhandenen, gesunden Lebenskräfte. Schließlich geht es auch um die Frage nach dem Sinn von Leiden und Schmerz. Eine Auseinandersetzung damit kann sehr wohl zu einem guten oder besseren Umgang mit Schmerzen beitragen. So kann die Sinnfrage mithelfen, genauer hinzuschauen, um eventuell mögliche Veränderungspotenziale wahrnehmen und im Alltag umsetzen zu können.

1990 publizierte der RECOM Verlag in Basel das Buch „Ganzheitliche Pflege, Vision oder Wirklichkeit". Der Inhalt basiert auf einem Referat, das Liliane Juchli 1988 am Jahreskongress des „Schweizerischen Berufsverbandes der Krankenschwestern und Krankenpfleger" in Davos gehalten hat. Obwohl bereits viel über das Thema der ganzheitlichen Pflege geschrieben wurde, entschied sie sich, das Buch zu schreiben. Die Hoffnung habe sie getragen, dass die Pflegenden nie aufhören werden, über ihren Beruf nachzudenken.

Im Vorwort ist zu lesen:
„Ich blicke voller Respekt und Wertschätzung – und mit einem gehörigen Maß an Neugierde – auf die beruflichen und politischen Aktivitäten meiner jüngeren Kolleginnen und Kollegen. Ich freue mich an dem, was wächst und wird; ich freue mich darüber, wie junge Schwestern und Pfleger – oder besser – wie junge Frauen und Männer in enormer Offenheit und mit einem mutigen und selbstsicheren Engagement sich für ihre Sache und damit für die Pflege einsetzen. Und indem ich dies schreibe, spüre ich die Freude und Intensität, mit der ich am Steuer des Schiffes ‚Pflege' gestanden und die Richtung mit beeinflusst habe. Aber ich spüre auch, dass die Zeit reif ist, vom Steuer wegzutreten, weil längst jüngere Kolleginnen und Kollegen an der Arbeit sind. Menschen – Pflegende einer neuen Generation –, die wissen, was sie wollen. Viele von ihnen haben Wissen und Rüstzeug, von dem ‚wir alten Hasen' in unserer Jugend nur träumten. Ob man will oder nicht: Es weht ein neuer Wind: Es gilt,

Abschied zu nehmen, von Altem zurückzutreten und Neuem Platz zu machen".

Dank ihrer schriftstellerischen Tätigkeit wurde Liliane Juchli als Fachautorin im In- und Ausland eine gefragte Referentin. Zudem gab sie manches Interview und beteiligte sich auch an Radiosendungen. Doch vieles vom unzähligen Material ging verloren, weil es schlicht zu aufwendig gewesen wäre, Vorträge, Fachartikel, Schulungsunterlagen und Interviews zu archivieren. Neuem Platz machen galt und gilt auch in dieser Hinsicht.

8 | Aktive Jahre nach Sechzig

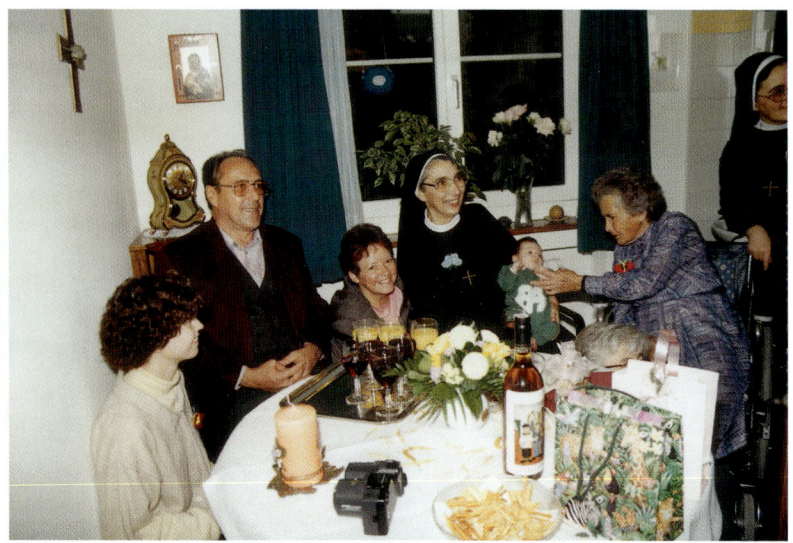

60. Geburtstag von Liliane Juchli im Kreise der Familie:
vier Generationen feiern mit

Internationale Pensionierung – Hommage

Offiziell gehen die Frauen in der Schweiz mit 64 Jahren in Rente. Einige lassen sich früher pensionieren, wenige arbeiten länger.
1998 feierte Liliane Juchli ihren 65. Geburtstag: nach wie vor aktiv unterwegs. Einerseits wirkte sie als Referentin an Seminaren und Fachtagungen und konnte so die Entwicklung der Pflege mit beeinflussen. Anderseits wartete die 8. Auflage des Pflegebuches – just auf die Jahrtausendwende hin – auf eine Überarbeitung, die – einmal mehr – viel Arbeit bedeutete. Wissenschaft und Forschung hatten, was die Pflege betrifft, riesige Entwicklungsschritte gemacht, sodass es für Sr. Liliane nicht einfach war, alle aktuellen Forschungsberichte zu lesen, neue Erkenntnisse zu verarbeiten und die immer größer werdende Palette an Fachliteratur zu bewältigen. Dass die Zeit heranreifte, um sich aus der Öffentlichkeit zurückzuziehen,

spürte sie schon länger. Das Zurücktreten aus dem aktiven Unterwegssein jedoch verlangte Zeit und wollte geplant sein.

„Wie jedes Jahr war ich mit einer Gruppe von Lehrenden und Leitenden aus dem Pflegebereich für ein Wochenseminar unterwegs, um über die Pflege generell und die aktuelle Situation speziell zu reflektieren. Die Veranstalter wählten dafür jeweils spezielle Gegenden, wie zum Beispiel die Toskana oder Finnland. 1997 reisten wir nach Schottland und verbrachten die Seminarwoche in einem Leuchtturm. Dieser bot, wie die Umgebung, ein ideales Klima, um über Gedanken, die von Weitsicht und Verankerung geprägt waren, zu diskutieren. Die inhaltliche Arbeit war durch aktuelle Themen in folgenden Bereichen gegeben: ‚Weiterentwicklung der fachlichen, persönlichen und sozialen Kompetenz der Pflegefachpersonen': Dies in einer Zeit, in der für die Pflege politische Entscheide getroffen und gesellschaftliche Aufgaben im Gesundheitswesen auf breiter Ebene gelöst werden mussten."

In jener Woche entstand bei den Teilnehmenden die Idee, Sr. Liliane mit einer Hommage zu ehren und für ihre „Internationale Pensionierung" ein Zeichen zu setzen. Ein Team von elf Personen, alles Pflegefachfrauen aus Deutschland, organisierte den Anlass in Kassel/Baunatal. Es nahmen rund 400 Pflegende teil. Das Buch „Liliane Juchli", welches als Zeitdokument der Pflege gilt, gibt nicht nur einen Überblick über das Leben und Wirken von Sr. Liliane, sondern ist auch eine wertvolle Grundlage für die Entwicklung der Pflege und eine Auszeichnung für ihr europäisches Engagement. Sie erinnert sich gerne an diese Tage und schreibt im Rückblick ins Tagebuch: „Es war ein rundum gelungenes Fest, diese Hommage vom 27. bis 28. Februar 1998. Die gute Stimmung und die lockere Atmosphäre waren spürbar, ja fassbar."
Wie wird es sein? Diese Frage haben sich wohl manche gestellt, die sich aufmachten, der Einladung zu folgen. Dass die Erwartungen nicht nur erfüllt, sondern übertroffen wurden, haben unzählige Aussagen während und nach der Hommage gezeigt.

„Ich selbst denke mit großer Freude an dieses Wochenende zurück. Schon der Vorabend war ein Begegnungsfest. Alle, die schon angekommen waren, trafen sich im Hotel für ein festliches Abendessen, das durch die Musik, dargeboten von jungen Musikschülerinnen, eine ganz besonders

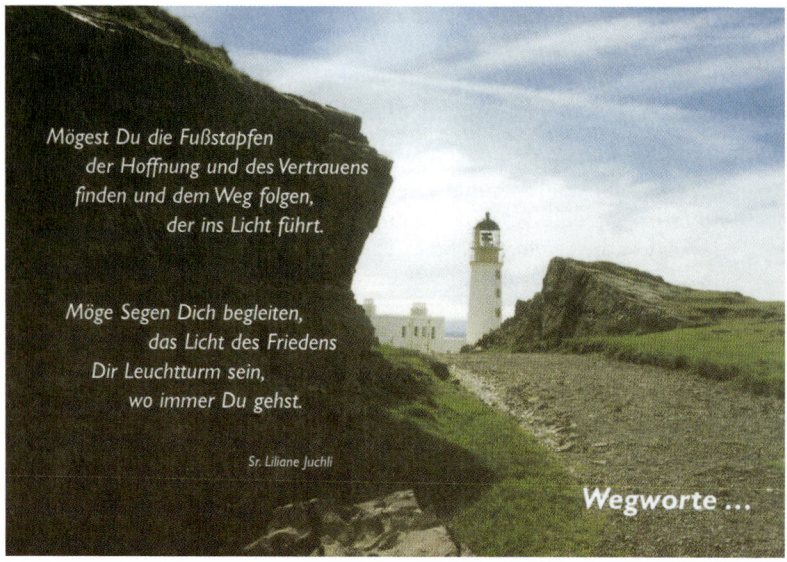

Zur Erinnerung
an die Hommage und Fachtagung am 28.02.1998 in Baunatal/Kassel unter dem Motto:

Dr. h. c. Sr. Liliane Juchli – ein Leben im Wandel

mit Verleihung der höchsten Auszeichnung des österreichischen Krankenpflegeverbandes durch das **gsh-Innovationsteam**.

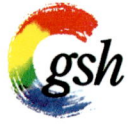

Wer sind wir?

Das gsh-Innovationsteam wurde 1988 während eines Seminars mit Sr. Liliane Juchli in der Toskana gegründet und besteht aus 12 leitenden und/oder lehrenden Pflegepersonen aus Österreich und Deutschland. Aus den Erkenntnissen und Erfahrungen in der Auseinandersetzung mit den Themen Heilen durch Wiederentdecken der Ganzheit, Wandel und Professionalität in der Pflege entstand der Wunsch, sich über die Seminare hinaus mit den Inhalten zu beschäftigen, sie in den jeweiligen Arbeitsbereichen einzubringen, gemeinsam weiterzuentwickeln und für die KollegInnen in der Pflege nutzbar zu machen.

Quelle Leuchtturm-Foto: **Marianne Abel**, Rua Reidh, Schottland (Seminarort)
Diese Karte wurde gedruckt mit Unterstützung des **Georg Thieme Verlages** Stuttgart

Die Einladungskarte zur Hommage und Fachtagung in Baunatal/Kassel 1998

festliche Note bekam. Eine große Familie war da zusammengeströmt, und bald führten wir Gespräche, als hätte man sich schon immer gekannt."

Dass so viele Menschen diesen Tag voller Herzlichkeit, Fröhlichkeit und Unbeschwertheit mit ihr teilen wollten, verleiht ihm bis heute einen besonderen Glanz.

„Da kamen sie alle: Freunde, Kolleginnen, Mitschwestern, die Familie; Bruder, Schwägerin, Nichten und Neffen, was mich besonders freute, und – so manche, mit denen ich ein Stück Weg gegangen bin. Viele darunter, die mir immer wieder Mut machten, damit ich mich weiter für die Pflege einsetze, denen aber auch ich immer wieder Mut und Hoffnung schenken durfte. Ich spürte, wie sehr mein Leben ein ‚Geben und Nehmen' war. Bereits der Vorabend, da schon so manche ‚Laudatio' vorweggenommen wurde, hat mich beeindruckt. Vor allem, wie der jüngste Sohn meines Bruders, Markus, aufgestanden ist und erklärte: „Ihr feiert Sr. Liliane, als ob sie nur für die Pflege wichtig wäre. Aber dem ist nicht so. Sie ist auch ‚unsere Tante Klärli'. Damit hat er den größten Applaus des Abends bekommen. Und ich habe mich gefreut, eine Familie zu haben, zu der ich gehöre und die zu mir gehört und mit der ich mich gemeinsam freuen darf."

Nebst vielen Begegnungen, Erinnerungen an alte Zeiten, rückte auch das Thema „Abschied" in den Vordergrund. Liliane Juchli band es ein in ihr Referat: „Spanne deinen Wagen an einen Stern", welches im Buch zu Hommage vollständig widergegeben ist. Hier kann man lesen:

„In diesem Zitat, das uns von Leonardo da Vinci überliefert ist, begegnet uns das Spannungsfeld von Erde und Himmel und darin das Konkrete des Lebens und die Freiheit des Geistes. In dieser Spannung von Erdnähe und sich frei entfaltendem Geist habe ich mein eigenes Leben erfahren und erfahre es immer noch."

Und ein Stück weiter:

„Nie waren die Auseinandersetzungen größer als heute und nie war unsere Berufsgruppe derart gefordert, sich Neuem zu stellen, durch Unsicherheiten hindurchzugehen und Risiken auszuhalten. Nie war denn auch die Gefahr so groß, sich selbst und den ureigenen Auftrag zu verlieren. Es gilt, Farbe zu bekennen, unbequem zu sein, wo Forderungen an unserem Selbst- und Berufsverständnis vorbeizielen, wo das Wohl der Patienten ignoriert wird oder wir selbst dabei schließlich auf der Strecke bleiben."

Und später:

„Hier stehen Wagen und Pflug als Symbole der Erde und des Tätigseins den Sternen gegenüber, dem Symbol des Geistes, der Verheißung und der Hoffnung. Wo wir beide miteinander verbinden, entsteht unweigerlich eine Dynamik, die uns konfrontiert mit dem Spannungsfeld von Eingebundensein in ein Leben mit Konflikten im Hier und Jetzt und von Aus-

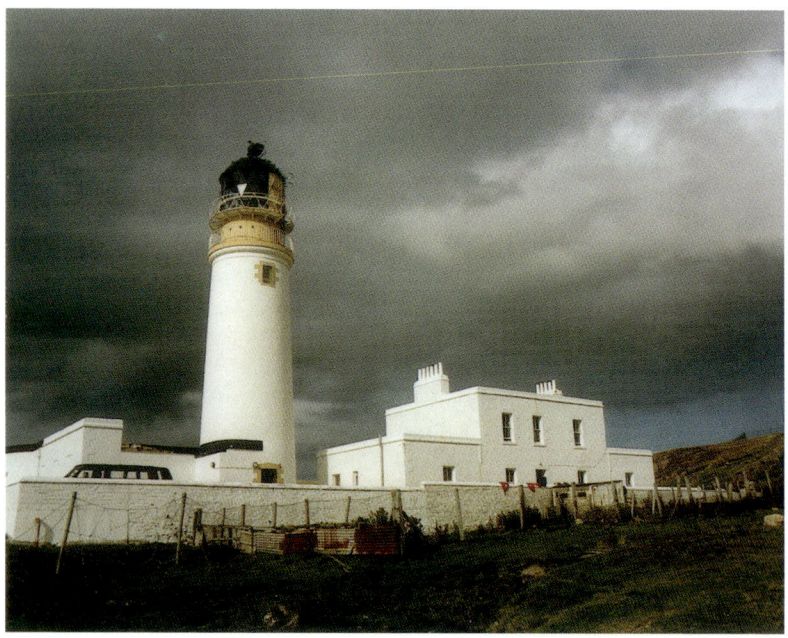

Leuchtturm – Lieblingsthematik von Liliane Juchli – in Gairloch/ Schottland gerichtetsein auf ein stets anwesendes Geistiges, ein uns übersteigendes Transzendentes."

Und weiter:

„Wenn ich dieses Zitat als Titel für meine Leitworte gewählt habe, denke ich an die Geschichte der beiden Lastkutscher, die im Schlamm stecken geblieben sind und der eine niederkniete und betete, Gott möge ihm helfen, während der andere zur Schaufel griff und anpackte. Das sind illustrierte Möglichkeiten der Lebensbewältigung. Auf der einen Seite steht die Haltung der Abhängigkeit und Hilflosigkeit, auf der anderen jene Einstellung zum Leben und zu den Problemen, die ich als ‚Leidenschaft für das Mögliche' bezeichne. Viktor Frankl spricht von ‚Trotzmacher des Geistes'. Damit wäre angesprochen, was ich hervorheben möchte: die Vision der Hoffnung. Hoffnung aber ist mehr als ein erhabenes Gefühl, es genügt eben nicht, zu den Sternen aufzuschauen, sondern man muss den Karren dort auch anbinden. Wir hoffen ja nicht, wenn alles zum Besten steht, sondern wir hoffen dann, wenn etwas nicht gut läuft. Mit dem Symbol des Sterns ist zudem ausgedrückt, dass Hoffnung sich auf ein Geistiges ausrichtet, auf etwas oder jemanden, das oder der jenseits aller Begrenzung und Endlichkeit zu suchen ist; etwas, das diese Welt übersteigt und das uns mit dem Transzendenten verbindet. Ich denke an jene göttliche Kraft, von der schon die Bibel spricht: ‚Siehe, ich mache alles neu' (Offenbarung 21,5). Hier wird eine Hoffnung angesprochen, die eine nur irdische Orientierung übersteigt. Der Stern wird zur Orientierungshilfe, nach der man sich richten kann. Er ist gleichzeitig auch Leuchtkraft und darin ein Energiefeld, das etwas anzustoßen vermag. Er ist Licht, das die Dunkelheit erhellt und somit das Gehen auf dem Weg erst ermöglicht. Darin erinnert mich der Stern an ein anderes Symbol, an eines, das mir während meines Aufenthaltes in Schottland sehr vertraut und lieb geworden ist: Der Leuchtturm. In erster Linie dient er den Schiffen als Orientierung – doch wem nützt der Leuchtturm, wenn die Lampe nicht brennt? So ist er für mich ein Symbol für Pflegende, die angetreten sind für den Dienst am Kranken, die aber immer auch für sich selbst Sorge tragen müssen."

Gegen Ende ihrer Rede:

„Normalerweise wird man, wenn man in einem Arbeitsverhältnis steht, aufgefordert – ob man will oder nicht –, in die Rente zu gehen. Für mich war die Situation etwas anders. Kein Arbeitgeber war da, der mich, abgestützt auf gesetzliche Bestimmungen, von meinem Dienst verabschiedet hätte. Es gab keine von außen auferlegte Pensionierungsgrenze. Umso wichtiger war deshalb die Auseinandersetzung mit meinem Älterwerden und die bewusste Entscheidung, mir selbst eine Grenze für das Beenden festzulegen."

Und am Schluss:

„Heute stehe ich hier, um Abschied zu nehmen. Dazu habe ich mich gerne – freilich nicht ohne der inneren ‚Was-dann-Frage' ausgesetzt zu sein – so durchgerungen, dass ich jetzt mit einem überzeugten, ganzen Ja zu diesem Abschied stehen kann. Wenn ich von Abschied spreche, so meine ich vor allem jenen von ‚meinem Beruf' und somit von meinen Kolleginnen und Kollegen, mit denen ich über viele Jahre verbunden war. Deren Nöte und Sorgen auch die meinen waren und deren Hoffnungen und Visionen von mir immer wieder belebt wurden."

Der Abschied in diesem Umfeld geschah nicht per Knopfdruck. Aber die Zeichen waren gesetzt. Auch für den noch anstehenden Abschied vom Pflegebuch. Dies war sicher der schwierigste Schritt. Bereits am 2. Oktober 1997 fand diesbezüglich das erste Gespräch mit den zuständigen Leuten beim Thieme Verlag statt. Dabei wurde allen Beteiligten klar, dass man das Buch nicht aufgeben dürfe, sondern dass Wege gesucht werden müssen, um es im Sinn von Liliane Juchli weiterzuführen. Die Sitzungsprotokolle wie auch die Korrespondenz mit dem Thieme Verlag aus jener Zeit waren sachlich, klar und gradlinig auf die Übergabe ausgerichtet. So ist im Brief vom 10. Oktober 1997 zu lesen:

„Wir sind der Meinung, dass das Buch nach wie vor eine sehr große Bedeutung für die Pflegenden hat. Diese Bedeutung hat sich im Laufe der Jahre gewandelt, so wie sich auch die Pflegelandschaft geändert hat. Heute und in Zukunft ist dieses Lehrbuch mehr denn je wichtig, da es in einer Zeit des Umbruchs und der Orientierungslosigkeit eine klare Richtung weist. Das Bild des Leuchtturms, der bei stürmischer See den Schiffen verlässlich und beständig den richtigen Weg zeigt, drückt die Bedeutung sehr gut aus. Das Buch hat für den Verlag und seine Mitarbeiter eine außerordentliche, wirtschaftliche Bedeutung und ist auch unter diesem Aspekt unverzichtbar. Der Leuchtturm soll weiter bestehen. Unser Gespräch hat gezeigt, dass sich sowohl Ihre als auch unsere Interessen miteinander in Einklang bringen lassen. Sie möchten, dass das Buch in Ihrer Tradition fortgeführt wird. Das heißt, dass ein christliches, menschlich-personal geprägtes Menschenbild zugrunde gelegt bleiben muss und dass auch die ‚Aktivitäten des täglichen Lebens' weiterhin fester Bestandteil bleiben. Genau das macht die obengenannte Bedeutung aus, weswegen wir Ihnen das Fortbestehen dieser Elemente verbindlich in schriftlicher Form zusichern."

Die sachlichen, rationalen Punkte waren nur eine Seite der Übergaben. In der persönlichen Auseinandersetzung sah es bei Liliane Juchli etwas anders aus. Das Loslassen wurde zu einem zentralen Thema ihrer Gedanken und Überlegungen. Eigentlich logisch, wenn man bedenkt, wie viele Stunden Arbeit und damit Lebenszeit sie in ihr Pflegebuch investiert hatte. Ins Tagebuch schrieb sie:

„Man kann nicht einfach zur Tagesordnung übergehen. Das geht nicht. Man kann das Herz und damit den Schmerz des Verlustes nicht einfach ausschalten. Und doch gibt es nur diesen Weg: Loslassen. Zulassen. Vertrauen. Wie wird es weitergehen? Ich denke an eine Aussage von Viktor Frankl: ‚Es ist das Schicksal jeden Fundamentes, dass andere darauf weiter bauen. Je höher gebaut wird, umso mehr entschwindet das Fundament den Blicken.' Und doch bleibt das Fundament bestehen und trägt das Haus. Auch das Buch hat im Verlauf von 30 Jahren ein Fundament gelegt. Ist es nicht ein gutes Fundament? Kann ich nicht vertrauen, auch wenn andere darauf weiter und anders bauen? Es bleibt doch das Fundament bestehen, es bleibt sogar dann, wenn es überdeckt wird. Es bleibt auch dann, wenn es in Vergessenheit gerät. Ich spüre und weiß, dass ich jetzt loslassen muss. Voraussetzung dafür, dass ich mich neu ausrichten kann. Diese Neuausrichtung ist mein Auftrag und meine Chance. Hören, auf das, was werden will und neuen Möglichkeiten eine Chance geben."

Im Oktober 1999, als Liliane Juchli das Geleitwort zur 9. Auflage schrieb, wurde ihr Werk anläßlich der Übergabe offiziell gewürdigt. In ihr Tagebuch schreibt sie:

„Es war eine gute Zäsur. Es ist nun nicht mehr mein Buch. Nun lasse ich in großer Freiheit die nächste Generation weiterbauen. Es ist ein gutes Ja, auch deshalb, weil vom Orden her sich neue Aufgaben ergeben. So wird mir bewusst: Nur in leer gewordene Hände kann etwas Neues gelegt werden."

Option Alter: neuer Einsatz im Orden

Waren Loslassen und Übergabe die Themen der vergangenen Monate, meldeten sich fast nahtlos die Fragen nach dem Danach. Worte wie „Pensionierung" oder „fließende Übergänge" wurden ihr bewusst und dass

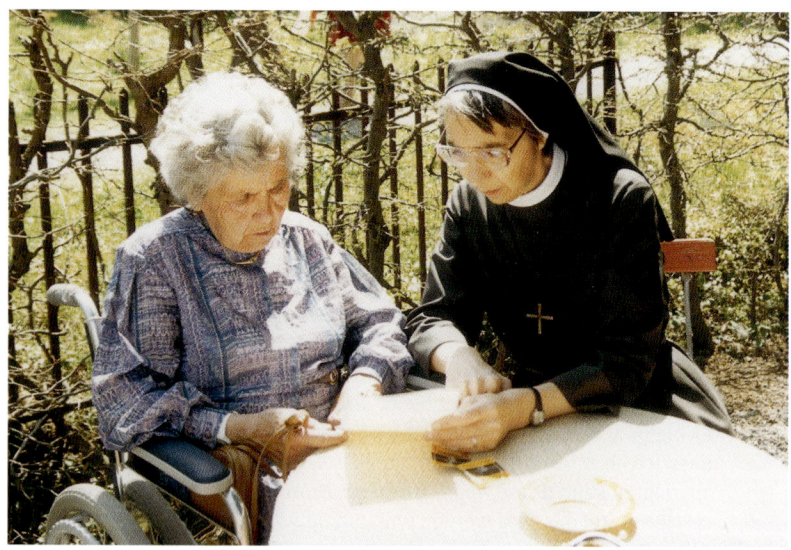

Option Alter: Liliane mit ihrer alten Mutter

solche Zäsuren noch lange nicht bedeuten, dass man alt ist. In diesem Zusammenhang erinnerte sie sich an ihre eigene Mutter, die dem Altsein anfänglich gekonnt die Stirn bot:

„Als meine Mutter 90 Jahre alt war, dachten wir, sie sei alt. Und sie selber? Wollte nicht hinschauen. War noch nicht bereit, vom Puls des Lebens wegzutreten. Wollte dazugehören. Sie ließ sich von den Jungen in die Disco mitnehmen, weil sie wissen und verstehen wollte, wovon diese reden und was ihnen Vergnügen bereitete. Sie schwärmte von farbigen Lichtern, die im Raum herumtanzten, bis es ihr fast schwindlig wurde. Das hat ihr gepasst. Aber sie ließ sich nie zu einer Seniorenveranstaltung mitnehmen. ‚Was soll ich bei diesen alten Leuten? Da kann ich ja mit niemandem reden.' Das Altersheim, mit dem wir sie behutsam vertraut machen wollten, konnte sie lange Zeit nicht akzeptieren. Später ist ihr der Übergang ins Altsein doch gelungen. Eines Tages war sie bereit. Hat Abschied genommen und sich auf den neuen Lebensabschnitt eingestellt. Ein für sie organisiertes Quartierfest hat sie in vollen Zügen genossen und vom Übergang ins Heim – das ein Heim für unsere eigenen Schwestern war erzählte sie, als wäre es ein abenteuerlicher Neuanfang. Sie gehe ins Kloster, verkündete sie Freunden und Nachbarn, dort habe sie eine Tochter, die wisse, wie es weitergehe.
Wissen Ordensleute wirklich, wann es Zeit ist? Wissen sie ein gelingendes Alter zu gestalten? Sind sie besser vorbereitet, mit dem Unausweichlichen umzugehen, ohne zu verdrängen?"

Alt ist der Mensch grundsätzlich für die Nachkommen. Für jene, mit denen man gemeinsam altert, bleibt man grundsätzlich jung: Alt, das sind die andern.
In einem Vortrag zum Thema spricht Liliane Juchli vom Altwerden als Lebensgesetz, welches im Spannungsfeld von Werden und Vergehen steht:

„Es gehört zur Natur wie zum Menschen, trifft den Einzelnen – und die Institutionen, also auch Ordensgemeinschaften. Mit deren Gründung hat auch hier ein Lebenszyklus seinen Anfang genommen: Der Pionierphase, die von Wachstum geprägt ist, folgt die Reifephase, deren Merkmal die Ausbreitung ist. Zeit, in der so leicht vergessen wird, dass sich früher oder später die Wende und damit die Niedergangsphase ankündigt.

Ich möchte von ‚unserem' Weg und der Auseinandersetzung mit dem Älterwerden unserer Gemeinschaft erzählen, der in der Mutterprovinz der Barmherzigen Schwestern vom Heiligen Kreuz, Ingenbohl (Schweiz) am Provinzkapitel 1991 begann. Obwohl Zahlen und Fakten unmissverständlich auf die dringliche Aufgabe hingewiesen haben, galt es, zuerst mit Widerstand und Verdrängungsmechanismen umzugehen. Nur langsam wurde akzeptiert, dass das Wort ‚Bedürfnis der Zeit' – ein Leitwort des Gründers, Pater Theodosius Florentini – auch in den eigenen Reihen umzusetzen sei. Nie vorher in der Ordensgeschichte war die Sorge für unsere älter werdenden und alt gewordenen Mitschwestern ein derart offensichtliches und dringendes Anliegen. Der vorerst schmerzliche Weg führte schließlich zur Entscheidung, eine Arbeitsgruppe zu bilden, mit dem Ziel, ein Grundsatzpapier zu erstellen, welches im Herbst 1992 unter dem Titel ‚Lebensgestaltung und Sinnfindung im Alter' vorgelegt werden konnte."

Mitarbeit in der Arbeitsgruppe

Die Pensionierung hat Liliane Juchli mit existenziell menschlichen Fragen konfrontiert wie zum Beispiel: „Wenn ich meine gewordene Rolle aufgebe, was bleibt mir dann? Wenn ich zurücktrete, wie geht es dann mit mir weiter?"
Durch Ängste und Befürchtungen hindurch haben sich jedoch neue Kräfte freigesetzt und es öffneten sich Fenster und Türen für neue Herausforderungen. „So war meine Entscheidung, aktiv für die Umsetzung der ‚Option für das Alter' in unserem Orden einzustehen, schnell gefällt. Heute spreche ich von einem mir ‚zugefallenen Alterswerk', das mir viel Freude bereitet."
Die Aufgaben der Arbeitsgruppe zum Thema erstreckten sich über anderthalb Jahre. Als Kernpunkt galt die Befragung älterer und alt gewordener Mitschwestern über deren Wünsche, Befürchtungen und Erwartungen im Blick auf ihr Alter. Liliane Juchli:

„Die Zeit, die ich für diese Gespräche aufwendete, bleibt mir unvergessen. Nie vorher hatte ich Mitschwestern derart bewusst in ihrer Biografie und in ihren Ängsten und Hoffnungen wahrgenommen. Später beeinflussten diese Erkenntnisse meine Bildungsarbeit mit den Schwestern. Die Resultate wurden gewichtet und es entstand ein erster Entwurf von Empfehlungen für ein ‚Grundsatzpapier': Sinnfindung und Lebensgestaltung im Alter."

Der erste Teil befasst sich mit den konkreten Aspekten des Lebens als alt werdende Schwester in einer älter werdenden Gemeinschaft:

- Wohnverhältnisse und Tagesablauf
- gesunde Lebensweise
- Leben in Gemeinschaft
- Abschied vom Berufsleben
- Altsein, Kranksein, Sterben
- Rechte, Freiräume und Beziehungen nach außen
- Spiritualität

Im Verlauf der Arbeit wurde uns bewusst, dass diese Leitlinien und die daraus resultierenden Empfehlungen und Umsetzungen von konkreten, praktischen Maßnahmen wie zum Beispiel:

- Bereitstellen von genügend Altersplätzen
- Sorge für altersgerechte Wohn- und Lebensräume
- Anpassung von sanitären Anlagen mit zweckmäßigen Nasszellen

nicht genügten und dass der Auseinandersetzung mit dem persönlichen Prozess des Älterwerdens und Alterns entscheidende Bedeutung zukommt. Darum befasst sich ein zweiter Teil des Grundsatzpapiers mit dem Erleben (Stufen und Phasen), wie auch mit der Gestaltung eines gelingenden Alterns unserer Schwestern im Leben als Gemeinschaft.

Bildungsauftrag – Bildungsmodelle

„Die Auseinandersetzung mit dem eigenen Älterwerden und Altsein ist ein wesentlicher Beitrag zum Wohl einer positiven Zukunft unserer Gemeinschaft im Sinne einer bewusst gestalteten Lebenskultur. Von ebenso großer Bedeutung ist die Sorge dort, wo Übergänge bewältigt und Alter, Krankheit und Sterben angenommen werden müssen. Aus solchen Überlegungen heraus wurde deutlich, dass eine ‚Option für das Alter' mit konkreten Inhalten gefüllt und in der Praxis begleitet werden muss."

Aus dem Bildungsauftrag sind drei Modelle entstanden:
- Modell 1 – Chancen ab 60
  Für alle Schwestern, die sich aktiv mit dem Älterwerden auseinandersetzen.
- Modell 2 – Chancen ab 70
  Für alle Schwestern, die ihr Älterwerden und Alter bewusst gestalten wollen.
- Modell 3
  Fachausbildung für Schwestern, die betagte Schwestern pflegen und betreuen.

Schwester Wiborada Elsener, welche die Kurse organisiert und Liliane Juchli in ihrer Arbeit als Kursleiterin begleitet, äußerte sich dazu:

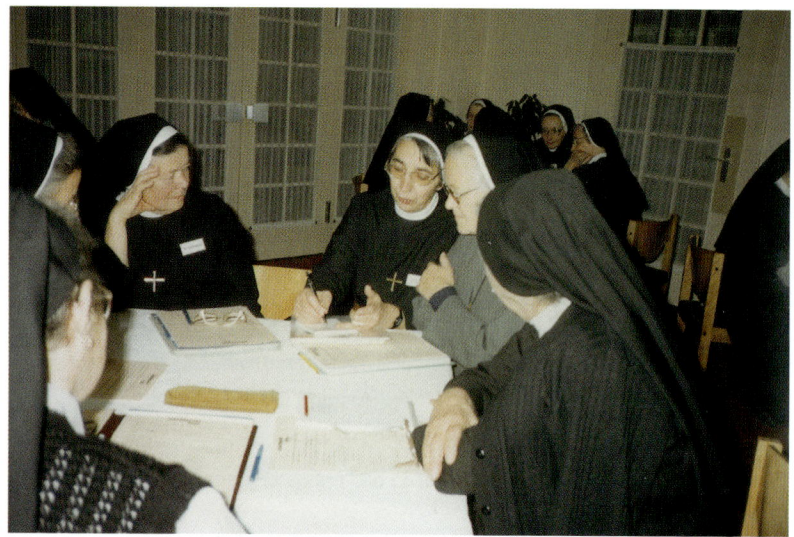

Angeregte Diskussion mit Mitschwestern an einem Kurs zum Thema „Chancen ab 70"

„Die drei verschiedenen Kursangebote haben die Zielrichtung, das Alter als wichtige gestaltbare und erfüllende Lebenszeit wahrzunehmen und als Herausforderung und Chance zu erleben, erfüllt. Die Lebenskurse ermöglichen es den Schwestern, ein persönliches Konzept für ihr Alter wachsen zu lassen, Spiritualität zu vertiefen und Perspektiven für kommende Lebensjahre zu finden."

Ihr liebstes der drei Angebote ist jenes, das sich an die über 70-jährigen Schwestern richtet, weshalb sie es hier erwähnen möchte.

Chancen ab 70

„Prozesse haben – wie die Natur im Rhythmus der Jahreszeiten – ihre Dauer, weshalb sich die Besinnungszeit über ein Jahr ausdehnt. Die Themen entsprechen diesem Rhythmus und befassen sich in drei Bausteinen zu je vier Tagen mit:
- Lebensfrühling – Lebenswerden
  - Lebens- und Glaubensweg, Heilsgeschichte, Kindheitsgeschichte
  - Berufungsweg, Berufungsgeschichte, Stufen des Ordenslebens
  - Heimat und Begleitetsein im Alter, Alter und Altern: Chancen ab 70
  - Spiritualität des Alters und Alterns, Versöhnung in Rückblick und Ausblick, in Hoffnung
- Lebenssommer – Lebensmitte
  - Wege zur reifen Identität, Identität und Gemeinschaft
  - Wege als Durchgang/Übergänge, Wüstenerfahrung, Grenzerfahrungen
  - Wege zur Lebensganzheit, Spiegel der Lebensmitte, Blick aufs Alter
  - Wege gelingenden Lebens im Alter, Verlieren und Gewinnen
- Lebensherbst – Winter – Lebensfülle
  - Lebensübergänge und Ruhestand, Stillstand der Lebensuhr
  - Abschiedlich leben, Vergänglichkeits- und Vergangenheitsbewältigung
  - Abschied nehmen, Versöhnung, Sterben, um leben zu können
  - sich auf den Weg machen, festlicher Kursabschluss."

Altwerden im Orden

Das Thema ist und bleibt eine vorrangige und dringliche Aufgabe. Es gilt dabei nicht nur, das Älterwerden der Schwestern zu beachten, sondern auch die steigende Anzahl der Ordensmitglieder im dritten und vierten Lebensalter. Zusätzlich ist die Vitalitätskurve vieler Ordensgemeinschaften ebenfalls an diesem Punkt angelangt. Liliane Juchli:

„Alles, was uns hilft, diese Situation auf eine fruchtbare Weise zu bewältigen, soll als Chance genutzt werden. Ich zitiere Paul Zulehner, Pastoraltheologe, Wien: ‚Den Übergang zu gestalten, statt den Untergang zu verwalten.' Was wir heute benötigen, ist eine Vision, die Zukunft meint und Hoffnung bewirkt. Wir brauchen die Solidarität der Ordensgemeinschaften mit- und untereinander. Daher kann die gemeinsame Kurserfahrung von Schwestern aus verschiedenen Orden eine Vorbildwirkung haben. Was wir vor allem brauchen, ist Leben und Lebendigkeit sowie Zuversicht, die aus Verheißung lebt, von der die Bibel spricht: ‚Siehe, ich mache alles neu' und ‚siehe, etwas Neues kann kommen' (Offenbarung 21.5).“

Wenn Liliane Juchli heute auf diesen Weg zurückblickt, stellt sie fest, dass die Auseinandersetzung mit der Realität, das konkrete Angehen der „Wende- und Niedergangsphase" nicht nur mit Mangel konfrontiert, sondern auch mit einem Potenzial des Lebens und der Lebendigkeit ausgerüstet ist. Und sie betont: „Erst, wenn wir das Sterben des Karfreitags annehmen, wird auch etwas von der Auferstehung durchschimmern."

Unterwegs als Pflegefachfrau

Mit der Verabschiedung 1998 in Kassel/Baunatal wurde klar, dass Liliane Juchli nicht weiter für längere Seminare und neue Pflegethemen zur Verfügung steht. Trotzdem, seit einigen Jahren haben die Anfragen wieder zugenommen. Doch wo es um konkrete Fachfragen geht, lehnt sie ab. Dafür stünden genügend bestausgebildete Fachpersonen zur Verfügung. Wenn es jedoch um „Pflegegeschichte", „Spiritualität und Sinnfindung in der Pflege" oder um „Fragen rund um das Alter" geht, wie zum Beispiel „gelingendes Alter", nimmt sie solche Aufgaben – im Rahmen ihrer Möglichkeiten und Kräfte – wahr.

„In meiner Agenda stehen also weiterhin Termine. Anfragen aus dem In- und Ausland, auf die ich gerne antworte. Ich freue mich, immer noch am Puls der Zeit und der Pflege zu sein und nach wie vor etwas bewirken zu dürfen. Wenn man das mit 80 Jahren noch sagen darf, ist dies etwas Besonderes und auch Schönes."

Die Echos, die sie auch heute noch bekommt, berühren sie. Dass die Pflegenden spüren, was ihr wichtig war und ist, bewegt Liliane Juchli. Und sie ist überrascht, dass auch in jungen Pflegenden, die nicht mehr nach ihrem Buch unterrichtet werden, etwas nachklingt und zum Wirken kommt.

„Die Nachhaltigkeit fühlt sich oft wie wahrnehmbare Energie an. Nach einem Referat fragen viele nicht selten nach Autogrammen und signalisieren damit, dass sie mir einfach einen Moment nahe sein wollen. Wenn ich dann sage: ‚Bleibt dran', kann ich allemal ein Leuchten in ihren Augen sehen. Die zustimmende Antwort ist eindeutig und macht mir immer auch Hoffnung."

Manchmal bekommt sie im Nachhinein Briefe und Mails, wie zum Beispiel das Folgende:

„Sehr verehrte Schwester Liliane, der Name ‚Juchli' zieht sich wie ein rotes Band durch mein Berufsleben. Schon in meiner Ausbildung (1976–1980) war Ihr Lehrbuch, ‚Der Juchli', mein ganzer Stolz und kostbarster Schatz. Ich bin glücklich und dankbar, dass ich Sie kennen lernen durfte. Und heute war mir vergönnt, Sie zu hören. Meine Liebe, Begeisterung und Freude für den Pflegeberuf sind wieder voll da. In meinem Garten wächst die ‚Liliane-Juchli-Rose'. Diese werde ich – immer in Gedanken an Ihre vielen guten Worte und Impulse – pflegen und behüten: In Erinnerung, dass Sie uns Vorbild waren. Auch darin, dass wir für uns selber Sorge tragen und uns selber pflegen müssen. Danke."

Dass ihre Worte immer noch gehört werden, Anklang finden, ist für sie das schönste Geschenk. „Ich erfahre eine ‚Trotzdem-Kraft-Hoffnung' wider die Resignation; vielleicht bin ich doch immer noch eine ‚Reisende in Hoffnung' …"

Was ihr auffällt ist, dass auch junge Pflegende Vorbilder brauchen. Pflegefachleute, die heute das leben, was das Kerngeschäft der Pflege auszeichnet. Das, was das Unabdingbare und Wesentliche des Berufes ist und bleibt:

„Der Dienst am Menschen, die Sorge für den Hilfsbedürftigen, der Trost angesichts von Leiden und Sterben. Das war vor 60 Jahren so – als ich selbst stolz auf mein Diplom als Krankenschwester und erfüllt von Visionen und Träumen meine ‚Pflegekarriere' begann; diese haben meine ersten Schritte im Berufsleben ebenso beeinflusst wie meine späteren Jahre und sie beeinflussen mich auch heute noch. Fast möchte ich sagen, dass die Leidenschaft für die Pflege mit dem Alter nicht kleiner geworden ist. Ja, mehr noch, dass ich mich heute bestätigt fühle in Begegnungen mit Pflegenden, sei es an Fachtagungen oder im persönlichen Gespräch. Wenn junge Menschen mich aufsuchen, weil sie im Rahmen ihrer Aus-

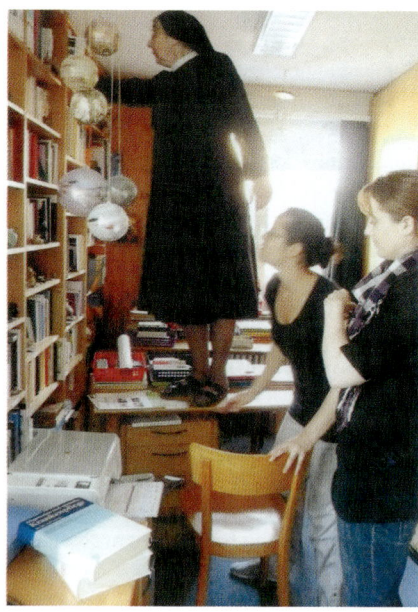

Besuch von jungen
Pflegenden in Zürich

oder Weiterbildung eine Arbeit schreiben, so ist das für mich fast so etwas wie ein Jungbrunnen. Es ist erfrischend, auf diese Art am Leben der heutigen Pflege teilnehmen zu dürfen."

Besonders beeindruckend ist für sie die Erfahrung der Nachhaltigkeit bei Begegnungen mit Pflegenden. Viele, die ihr im Lauf der Zeit begegnet sind, schreiben ihr noch heute. Sie pflegt die Kontakte und trifft manche Ehemalige zum Kaffeetrinken und Gedankenaustausch. Eine davon heißt Erica Bühlman-Jecklin. Sie schreibt:

„Als Krankenpflegeschülerinnen erhielten wir damals als theoretische Grundlage zum praktischen Unterricht ein paar lose Blätter. Sonst nichts. Es gab ja auch noch nicht wirklich etwas Sinnvolles, das an die Schülerinnen abgegeben werden konnte. Doch bald hörte man von einem neuen Buch über die Pflege, das in seiner Art einzigartig sei. Es zu kaufen, war selbstverständlich. Während der Ausbildung zur Lehrerin für Krankenpflege durfte ich die Autorin, Liliane Juchli, persönlich kennen lernen. Eine gewisse Strenge, vor allem aber Klarheit und Menschlichkeit kamen mir entgegen. Und so werde ich ihre fürsorglichen Worte nicht vergessen. Dann haben wir uns verloren. Wieder zusammen führte uns die Tatsache, dass wir auch eine spezielle Art Kolleginnen geworden sind: Ihr Pflegebuch und mein Anatomiebuch waren an vielen Schulen zu Standardwerken geworden. Und so wurden wir beide – zusammen mit anderen Lehrerinnen – für einen universitären Anlass nach Frankfurt geladen. Schon beim Frühstück vertieften wir uns in wunderbare Gespräche und vereinbarten, dass wir in der Schweiz erneut gemeinsam frühstücken würden.
Seither sind rund zwanzig Jahre vergangen. Frühstückstreffen wurden zu Nachmittagskaffee-Treffen und weitere Begegnungen folgten, sodass sich eine schöne Freundschaft entwickelte. Wir sehen uns nicht oft. Aber bei jedem Zusammensein tauschen wir uns aus, teilen unsere Lebensphilosophie und erleben neben fachlichen und weltpolitischen Gesprächen auch immer wieder, dass selbst unter Fachfrauen eine Art Ökumene zum Tragen kommt."

Eine andere Freundschaft ist jene mit Carola Zemlin, Internistin und Diabetologin in Deutschland. Sie schreibt:

„Dürfte ich auf eine einsame Insel 10 Bücher mitnehmen, eines käme ganz gewiss mit. Es heißt ‚Ganzheitliche Pflege, Vision oder Wirklichkeit', 3. Auflage 1993. Liebe Liliane, auf Pflegekongressen 1988 und 1989 hast Du diese Thematik wiederholt angesprochen. Du hast sie im Buch im wahrsten Sinne verdichtet. Die Entdeckung dieses Büchleins in einer medizinischen Buchabteilung am 24. Dezember 2007 betrachte ich inzwischen als wunderbare Fügung. Ich las es in einer Nacht, ständig den Bleistift für Unterstreichungen, Ausrufezeichen und Anmerkungen zur Hand. Und schrieb am nächsten Morgen auf die erste Seite: ‚Gekauft am 24.12.2007, gelesen bis 25.12.2007 – eine Offenbarung.' Ich muss gestehen, eine so moderne, weltoffene Denkweise hatte ich bei einer Ordensschwester zunächst nicht vermutet. Ich wollte mehr wissen, fragte das Internet, kaufte alle Deine Bücher, u.a. die berühmte 4. Auflage des Pflegebuches, in der Du einen Paradigmen-Wechsel in der Pflegelandschaft eingeleitet hast, was Dir zunächst nicht nur Zustimmung brachte. Mich berührt Deine Kunst, Diskussionen und Thesen mit Gleichnissen und Märchen zu verknüpfen und aus vielen Quellen zu schöpfen. Ich spürte in Deiner wunderbaren Sprache die Präsenz einer starken Frau mit Pioniergeist, die Widerstände nicht scheute und durch Höhen und Tiefen ging, um ihrem Ziel stets treu zu bleiben. Spürte eine Seelenverwandtschaft, schrieb Dir dies in einer ersten Mail. Schnell entwickelte sich ein lebhafter Gedankenaustausch. Als ich Dich im Oktober 2009 zum ersten Mal in Zürich besuchte, planten wir für das 1. Wund- und Pflegeforum am 24. April 2010 Dein Referat: ‚Erlebte Pflegegeschichte-Spurensuche.' Die Teilnehmenden waren fasziniert von der Juchli. Werde ich von Pflegenden gefragt, wie ich als Ärztin zur Juchli kam, verweise ich immer auf das Buch. Wichtige Menschen kommen immer dann, wenn wir und die Zeit reif dafür sind. So verwundert es nicht, dass in der Zeit unserer ersten Begegnung auch meine ersten Vorträge auf Pflegekongressen und -seminaren begannen. Eine Verfechterin der Teamarbeit zwischen Pflegenden und Ärzten war ich zwar schon immer, aber plötzlich sah ich auch die pflegerischen Aspekte besser, nämlich im Kontext zu einer ganzheitlichen Medizin."

Unterwegs mit betagten Schwestern

Seit rund 20 Jahren hat nun das Thema „Option für das Alter" und die damit verbundene Bildungsarbeit für ältere Schwestern Liliane Juchlis Alltag gefüllt und erfüllt. Da immer weniger Ordensschwestern – bedingt durch die Altersstruktur – für die Pflege von betagten und/oder kranken Mitschwestern zur Verfügung stehen, wurde das Weiterbildungsangebot „Schwestern pflegen, betreuen und begleiten" aufgelöst. Mit den anderen Themen, „Chancen ab 60" und „Chancen ab 70" ist sie aber nach wie vor unterwegs.

„Es ist eine dankbare Tätigkeit und bereitet mir nach wie vor viel Freude. Interessant war und ist für mich die Kursarbeit mit gemischten Gruppen. Nebst den Schwestern aus Ingenbohl und den Provinzen in Deutschland und Österreich waren und sind auch Angehörige anderer Kongregationen und Klöster in den Kursen. Dadurch erfährt man den Reichtum des Ordenslebens in seiner Verwurzelung und spirituellen Ausrichtung – franziskanisch, dominikanisch, benediktinisch und viele andere mehr. Trotz der Vielfalt der Zugehörigkeit der Schwestern in ganz unterschiedlichen Ordens- und Lebensfeldern spüren sie bald, wie ähnlich ihre Grundmotivation und Zielrichtung, wie auch ihre Probleme, Sorgen und Visionen sind. Im Verlauf des Jahres wachsen jeweils ein großes Vertrauen und ein Miteinander, die oft über die Kurse hinaus bestehen bleiben.
In der Schweiz finden Schwesternkurse jährlich statt. Die älteste Teilnehmerin war 92 Jahre alt. Sie meinte am Schluss: ‚Oh, hätte ich diesen Kurs doch 10 Jahre früher besucht. Endlich habe ich verstanden, was Leben, mein Leben, bis zuletzt sein kann. Ich erlebe eine neue Geburt, einen beglückenden Aufbruch und bin einfach nur dankbar dafür.' "

Liliane Juchli: „Wenn ich die Wirkung der Angebote zur ‚Option für das Alter' zusammenfasse, darf ich sagen: ‚Es tut den Schwestern gut, macht Mut und gibt ihnen eine neue und positive Ausrichtung für die kommenden Jahre." So schreibt Sr. Annarose Schönenberger:

„Ich besuchte die Fachausbildung ‚Begleiten, Betreuen, Pflegen betagter Schwestern. Sinnfindung – Lebensgestaltung im Alter'. Die Kurseinheiten erlebte ich als bereichernd für meinen Dienst bei betagten Menschen. Sie führten mich auf die richtige Spur, was Sinnfrage im Älterwerden bedeutet: Die aufbauenden Kurselemente weckten in mir Freude an meiner ‚Berufung' in der Altersarbeit. Sie haben mich in meiner Identität als Frau und als Ordensfrau wie auch als Begleitende weitergebracht."

Unterwegs im In- und Ausland

Über Jahre ist Liliane Juchli für diese Kursangebote auch ins Ausland gereist. Ordensleute in Deutschland, Österreich, Luxemburg, Ungarn und Taiwan profitierten davon.

„Dass aus Taiwan eine Anfrage kam, freute mich speziell. Dort sind die ‚Schwestern aus Ingenbohl' ebenso im Einsatz wie in Afrika, Brasilien und Indien. So bekam ich spät im Leben doch noch die Gelegenheit, bei einem Kurzaufenthalt ein Missionsgebiet kennen zu lernen. Ein früher Wunsch ging in Erfüllung. Die Anfrage schien anspruchsvoll, aber meine Lust und Neugier ermutigten mich und ich musste mir die Zusage nicht überlegen. Die Themen entsprachen dem, was ich bereits an vielen Orten lehrte: ‚Leben im Spannungsfeld von Werden, Sein und Vergehen.' Das Spezielle war, dass ich diese Themen nicht nur bei deutschsprachigen Missionarinnen und Missionaren anbieten durfte, sondern, dass diese – dank Simultanübersetzung – auch einem breiten Teilnehmerkreis von taiwanesischen Ordensleuten sowie Laien in christlichen Pfarreien zugänglich waren."

In Frau Helen Reichel fand Liliane Juchli eine kompetente Übersetzerin. Über Tage konnten die beiden Frauen die Zuhörenden begeistern. Dank dieser erfolgreichen Zusammenarbeit und der positiven Resonanz durfte Sr. Liliane zwei Jahre später ein zweites Bildungsangebot für Taiwan vorbereiten und gestalten.

„Dass ich sowohl 1999 wie auch 2001 Gelegenheit hatte, mit einer Mitschwester, der ein Auto zur Verfügung stand, die Insel kennen zu lernen, war ein besonderes Geschenk. Sr. Miljenka Schnetzer, die bei behinderten Kindern in einem Kinderheim im Süden der Insel und als Krankenschwester bei den Ureinwohnern tätig ist, führte mich durch vielfältige Naturschönheiten der Insel und weckte in mir das Interesse für Land und Leute, Menschen in ihrer Kultur. Den Besuch bei einer Häuptlingsfrau werde ich wohl nie vergessen. Trotz Alter und Gebrechen begegnete ich

einer markanten Persönlichkeit, die mich durch ihre Ausstrahlung und ihre selbstverständliche Autorität tief beeindruckte. Während den Reisen im Berggebiet der Insel ist mir aufgefallen, wie einfach, jedoch zufrieden und dankbar diese Menschen auch heute noch leben. Der Kontrast zur Millionenstadt Taipei könnte nicht größer sein.
Zum Schluss meines Aufenthaltes im Jahr 2001 durfte ich in einem unserer Ferienhäuser direkt am Pazifischen Ozean zwei Wochen Ferien verbringen. Wie haben mich die Wellen des Meeres begeistert! Stundenlang bin ich am Ufer gesessen. Bin im unruhigen Wasser geschwommen. Und ich besuchte auch naheliegende Tempel und Dörfer, begegnete Menschen, deren Freundlichkeit mich – auch ohne Sprache – berührten.
Ich war jeweils gut zwei Monate in Taiwan und habe dabei auch einige Worte chinesisch gelernt, die ich aber wieder vergessen habe. Denn alle meine Versuche zeigten mir, wie schwierig diese Sprache ist. Als bleibende Erinnerung habe ich einen Stempel mit meinem chinesischen Namen erhalten: ‚you chein tschuän' (you/Juchli bedeutet schwimmen). Und mein Schwesternname ‚Liliane' heißt ‚Quelle der Weisheit', was mich doch sehr erfreut hat."

Der Abschied von Taiwan wurde für Liliane chinesisch gefeiert. Einheimische Schwestern in farbenfrohen Stammestrachten tanzten und sangen, während die Ordensfrau aus Ingenbohl eine ebensolche Tracht tragen durfte.
Auch Priester und Ordensmänner haben Liliane Juchli für die Altersbildung angefragt.

„Dies war für mich eine spezielle Herausforderung, denn ich musste feststellen, dass wir zwar alles Menschen sind, dem Leben und besonders dem Abschiednehmen jedoch unterschiedlich begegnen. So meine ich festgestellt zu haben, dass Frauen grundsätzlich mit Loslassen und Zurücktreten mutiger umgehen als Männer. Doch schwierig ist die Akzeptanz des Älterwerdens allemal. Dies gilt vor allem für die Erkenntnis, ‚ich bin alt', womit das Zurücktreten-Müssen ins zweite Glied immer mehr erfahrbar wird. Das trifft uns alle. So jedenfalls spüre ich dies zunehmend an mir selber."

Das Unterwegssein mit Schwestern ist ihr auch jetzt – mit 80 Jahren – immer noch möglich. Dass sie „die Schwerpunkte" heute sogar besser verstehen und Grenzen – auch die eigenen – besser integrieren kann, hat möglicherweise mit ihrem Älterwerden zu tun.

„Ich bin als Schwester unter Schwestern alt geworden und hoffe, dass ich durch die Kursarbeit mit diesen Themen auch selber gelernt habe, was es heißt, immer wieder loszulassen. Der nächste Schritt steht sicher an."

Unterwegs im Begleiten von Menschen

Nebst den vorangehenden Angeboten gibt es seit den 80er Jahren ein drittes Wirkungsfeld, das Liliane Juchli am Herzen liegt: Die seelsorglich-therapeutische Lebensberatung und Begleitung von Menschen in Krisensituationen. Ein fester Bestandteil ist die Unterstützung bei schwierigen Alltagssituationen sowie die Begleitung während Entscheidungsprozessen.

„Auf diese Tätigkeit hat mich vor allem das Leben vorbereitet: Mein eigener Prozess in einer schwierigen Lebensphase und die Zeit als Schülerin und später Mitarbeiterin bei Graf Dürckheim im Zentrum für initiatische Therapie in Todtmoos-Rütte.
In jener Zeit bot sich mir dort die Gelegenheit für eine Ausbildung in Traumarbeit, die mir – zusammen mit der Vertiefung der Symbolbedeutung – von großem Nutzen war und ist.
Wichtige Impulse beschaffte ich mir zusätzlich durch die Ausbildung in ‚Integrativer Gestaltpädagogik und Seelsorge' bei Professor Albert Höfer, Psychotherapeut und Theologe in Graz. Dieses Studium absolvierte ich berufsbegleitend während der Jahre 1984–1987. Albert Höfer verdanke ich viel: einerseits für die Begleitung von Menschen, andererseits auch für mich selber und für meinen eigenen Reifungsprozess. Einmal mehr wurde mir bewusst, dass wir nie angekommen sind, sondern immer Lernende bleiben auf unserem eigenen Weg. Ein Weg, der uns von Stufe zu Stufe führt. Heute meine ich, dass die beste Voraussetzung für die Arbeit mit Menschen der eigene, bewusst gemachte Erlebnis- und Erfahrungshintergrund ist. Dazu gehören Durchleben und Durchleiden der eigenen Prozesse auf dem Weg des Wachsens und Werdens. Dieser Weg

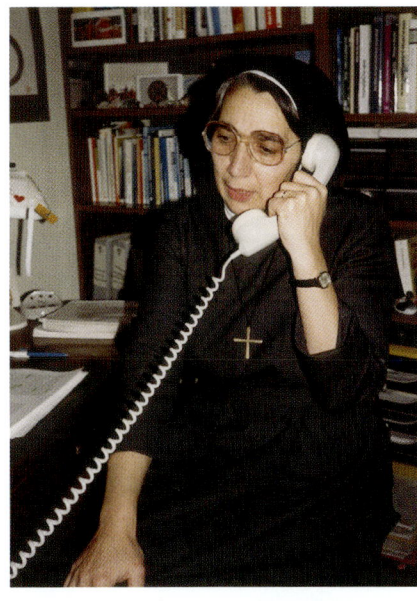

Begleiten von Menschen,
auch am Telefon

wurde mir selber zum Geschenk. Unterstützt und gefördert von meinen Begleitern und Ausbildern bin ich immer mehr in die Aufgabe der Begleitung von Menschen hineingewachsen. Menschen, die zunehmend bei mir anklopften, weil sie Hilfe suchten: für die Bewältigung von Lebenssituationen oder in der Unterstützung von unlösbar scheinenden Problemen."

Diese Begegnungen und das Unterwegssein mit Menschen bedeuten für Liliane Juchli eine Bereicherung im Leben, denn sie hat darin eine Begabung entdeckt, die sie sich in dieser Art selber nie zugetraut hätte.

Unterwegs in der Wüste

Sowohl in der Kursarbeit wie in der Einzelberatung von Menschen wurde sie immer wieder mit der Erfahrung der Wüste konfrontiert.

C.G. Jung spricht von einer „archetypischen Regel", die dem Menschen hilft, „der zu werden, der er werden soll", was auch heißt, seinem ureigenen Lebensauftrag zu folgen, um zur Lebensreife zu gelangen.

Liliane Juchli betrachtet die Wüste als inneren Weg, der dem Menschen auferlegt ist und der immer wieder der gleichen Gesetzesmäßigkeit unterworfen ist: Das Aufbrechen in die Wüste – das Hindurchgehen – und das Ankommen jenseits der Wüste.

„Dieser Weg entspricht dem inneren Prozess, wie ich ihn im Kapitel ‚Krise als Chance' an meinem eigenen Leben aufzuzeigen versucht habe."

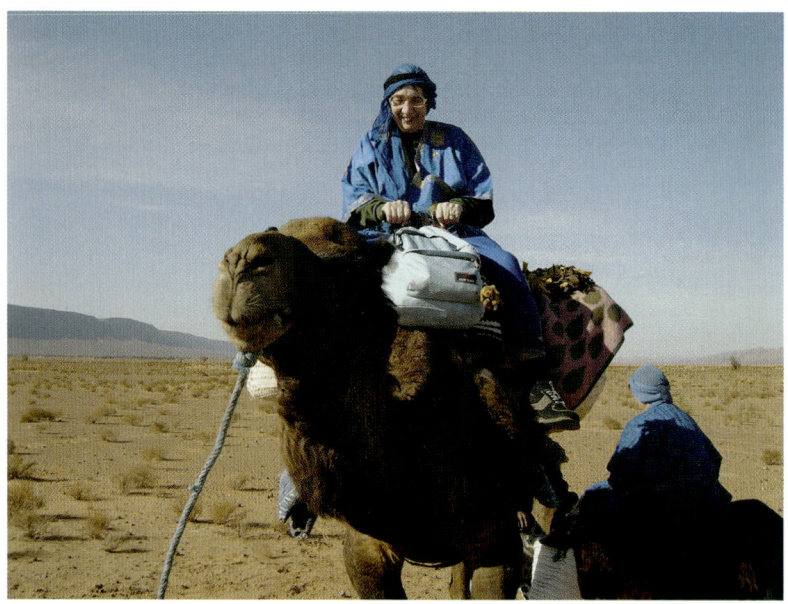

Liliane Juchli in der Wüste

2005 erlebte Liliane für 10 Tage die Wüste. „Ich hatte das Glück, mit einer Freundin, Suzanne Kessler, die solche Reisen anbietet, in der marokkanischen Sahara unterwegs zu sein. Diese Zeit war Herausforderung und Abenteuer zugleich. Vor allem aber war sie eine innere, spirituelle Bereicherung. Noch immer zehre ich davon und möchte diese Erfahrung in meinem Leben nicht missen." Noch bevor sie die Zeit in der Wüste erlebte, schrieb sie im Büchlein „Jemandsland" zum Heilsweg des Menschen:

„Wer in die Wüste geht, verlässt seinen gewohnten Lebensraum und damit Sicherheit und Eingebundensein in Vertrautes. In die Wüste gehen bedeutet, sich der Unermesslichkeit, der Herausforderung und den Gefahren auszusetzen. Die Wüste ist kein Ort, wo man sich niederlässt; die Wüste durchquert man, oder man kommt darin um."

„Was immer man über die Wüste schreibt, sie zu erleben, ist etwas ganz anderes. Umgang mit Unerwartetem, Fremdem. Diese Erfahrung mussten wir schon kurz nach dem Verlassen des Flugzeugs in Casablanca machen – auf dem Weg nach Marrakesch – längst bevor uns die geografische Wüste aufgenommen hatte.
Weil das Flugzeug in Casablanca zu spät landete, mussten wir mit einem Taxi nach Marrakesch fahren. Dies bedeutete, dass wir spät am Abend in ein Auto gestiegen sind und die lange Fahrt über den Atlas wagten. Wir kamen in einen Schneesturm. Und natürlich fuhr der Driver mit Sommerpneus. Die Straße war glatt. Irgendwann kamen wir von der Straße ab. Hart am Abgrund und nur mit Sandalen haben wir versucht, das Auto wieder auf die Straße zu schieben. Als es – irgendwann – wieder fahrbereit war, wollte ich nicht mehr einsteigen. Meine Freundin sagte: ‚Was willst Du hier?' Also stieg ich ein."

Suzanne Kessler hat diese Reise poetisch verarbeitet und Liliane den folgenden Text geschenkt:

Dem Unerwarteten, dem ganz Anderen
Als wir nachts im Schneesturm, in einem uralten Mercedes mit abgefahrenen Sommerreifen, auf dem Hohen Atlas von der Straße abkamen.

Eisige Kälte. Vor uns die Straße, wie ein gefrorener See. Wie entkommen? In unser Schweigen die Frage des Berbers: „Wie nennt ihr Gott?" Unsere Gewissheit dieses Einen, dessen Hilfe wir erbetenen. Also eine Frage, die keine Antwort brauchte.

Als Sr. Liliane, in der sich endlos hinziehenden Steinwüste, weinend in einer Mulde lag, mit blutenden Zehen und dem Gefühl, von allen und allem verlassen zu sein. Doch wir mussten weitergehen. Später lag sie im kühlen Schatten eines ganz kleinen Baumes.

Nacht.

Ein Rauschen. Der Sandsturm, peitschend, stechend ins Gesicht, brennende Augen. Alles, was herumlag, musste gesichert werden. Die Kamele drängten sich aneinander. Im Schutze dieser Tiere Sr. Liliane auf ihrem Nachtlager. Ausharren!

Das knisternde Feuer. Die Temperatur unter 0°C sinkend. Ein Becher mit warmem Tee. Sternenklare Nacht. Schweigen. Wir fühlen uns aufgehoben.

Logotherapie und Viktor E. Frankl

In den 90er Jahren, als Liliane Juchli bereits über zehn Jahre Menschen begleitete, wurde ihr bewusst, dass sie nochmals eine Weiterbildung absolvieren möchte. Die Logotherapie von Viktor Frankl war ihr schon länger bekannt. Und so entschloss sie sich, diese Ausbildung nachzuholen.

„Damals gab es in der Schweiz noch keine Angebote für diese Ausbildung. Daher habe ich mich für Tübingen entschieden und den vierjährigen Lehrgang am ‚Institut für Logotherapie und Existenzanalyse' absolviert.
Der Leiter des Institutes, Professor Dr. Wolfram Kurz, hat mich – mit seinem Charisma – und seiner Art, das Thema zu vermitteln, fasziniert. Dass er selber Theologe war und biblische Grundlagen mit in die Ausbildungsthematik einbezog, hat mir den praktischen Bezug zu meiner Arbeit in Schulung, Beratung und Begleitung sehr erleichtert. Doch nicht nur dies: Plötzlich wurde mir immer mehr bewusst, wie sehr die Sinnfrage und die spirituelle Ebene des Menschen in Wechselwirkung stehen."

Viktor E. Frankl
Viktor E. Frankl, geboren 1905 und gestorben 1997 in Wien, Dr. med. Dr. phil., war Professor für Neurologie und Psychiatrie an der Universität Wien. Während 25 Jahren leitete er als Vorstand die Wiener neurologische Poliklinik. V. E. Frankl lehrte auch an der Harvard University, an den Universitäten Dallas und Pittsburgh. Die U.S. International University in Kalifornien errichtete eigens für ihn eine Professur für Logotherapie. Von Universitäten in aller Welt wurden Frankl insgesamt 27 Ehrendoktorate verliehen.
Seine 30 Bücher sind in 23 Sprachen erschienen, einschließlich japanisch, chinesisch und russisch. Das bekannteste seiner Bücher ist: „Trotzdem Ja zum Leben sagen. Ein Psychologe erlebt das Konzentrationslager." Darin beschreibt er sein persönliches Erleben der Aufenthalte in verschiedenen Konzentrationslagern, u. a. in Auschwitz.
Viktor E. Frankl ist am 29. Juli 1997, 92-jährig in Wien gestorben.

In diesem Zusammenhang erinnert sich Liliane Juchli gerne an die erste Begegnung mit Viktor Frankl. In ihrem Tagebuch findet sie den Eintrag einer Tagung vom 17./18. Oktober 1983 in Bremen.

„Weiterbildung in der Schwesternschaft vom Roten Kreuz: zwei Tage mit leitenden Pflegepersonen zum Thema: ‚Ganzheitliche Sichtweise vom Menschen als Grundlage für die personenorientierte Pflegeplanung.' Anschließend zwei Tage für Unterrichtende mit dem Schwerpunkt: ‚Menschsein und Pflege.' Am nächsten Tag, also am 19. Oktober, meinem 50. Geburtstag, ein freier Tag in Bremen, mit der Gelegenheit, an einer Logotherapietagung teilzunehmen.
Das kam so: Am ersten Tag meiner Veranstaltung war auch der Chefarzt der Klinik anwesend. Am Schluss des Tages hat er mich mit der Aussage überrascht: ‚Sie sind Frankl-Schülerin.' Dies konnte ich ihm jedoch nicht bestätigen, denn bis zu jenem Moment gehörte Viktor Frankl nicht zu den Wissensquellen, die ich studiert und integriert hatte. Innerhalb kurzer Zeit waren wir in einem regen Gespräch. Dabei wurde mir bewusst, wie zentral die Sinnfrage immer schon in meinem Denken und Schreiben allgegenwärtig war. Kurz; die Frage nach dem Sinn war für mich zentral,

nicht aber Viktor Frankl. Meine theoretischen Grundlagen zur Sinnfrage hatte ich in den unterschiedlichen Quellen gefunden und für mich selbst und in der Arbeit mit dem Krankenpflegebuch verarbeitet. Das Thema hatte in allen Auflagen Platz, wenn auch anfänglich nicht sehr ausführlich, war es doch immer vorhanden und dies in einer Zeit, in der man sich in der Pflege noch kaum damit beschäftigt hat. Die Sinnfrage wird aber ganz besonders sichtbar und relevant, wenn ich in meinen Tagebüchern lese. Sie war über Jahre allgegenwärtig, sowohl in der Auseinandersetzung mit mir selbst in meinem eigenen Weg durch die Krise, wie auch in der Zeit danach.
Und jetzt – in Bremen – werde ich mit Viktor Frankl in Beziehung gebracht. Und noch mehr: Anschließend an meine eigene Fortbildungsveranstaltung war eine Tagung mit Viktor Frankl angesagt. Der Chefarzt, dessen Namen ich leider nicht aufgeschrieben hatte, lud mich ein, noch einen Tag in Bremen zu bleiben und Gast in seinem Haus zu sein, damit ich am nächsten Tag an der Logotherapietagung teilnehmen konnte. Noch sehe ich das Plakat mit dem markanten Gesicht von Viktor Frankl vor mir, das auf dem Einladungsprogramm abgebildet war. Es hat mich beeindruckt. An die Tagung erinnere ich mich nicht genau, jedoch daran, dass ich nach Hause ging und mir die ersten Bücher von Frankl kaufte. Diese habe ich mit immer größer werdender Überraschung gelesen: Ich war einer verwandten Seele begegnet. Mehr noch, einem Menschen, der sich so treffend ausdrücken konnte, wie ich es für mich immer gewünscht hätte. Seither stehen alle seine Bücher in meinem Büchergestell. Sie bestätigen mich in meinem Denken und haben meine Ausdrucksmöglichkeit angereichert, was natürlich auch mein Schreiben beeinflusst hat. In der vierten Auflage des Pflegebuches erscheint der Name Viktor Frankl erstmals zur ‚weiterführenden Literatur'."

Die letzte Begegnung sollte in Österreich sein: Zum 90. Geburtstag von Viktor Frankl bekam Liliane Juchli eine Einladung, als Referentin am Symposium teilzunehmen, das ihm zu Ehren in Wien veranstaltet wurde.

„Am Vorabend wurden alle Referentinnen und Referenten zu einem festlichen Abendessen eingeladen. Eleonore Frankl, seine Frau, hat es ermöglicht, dass ich am Tisch neben ihr sitzen konnte. ‚Ich bin Krankenschwester und freue mich deshalb besonders, in Ihnen eine Kollegin zu haben', sagte sie.

Im Gespräch erzählte sie mir von ihrem Leben mit Viktor Frankl und vor allem davon, wie sehr sie seine Arbeit immer mitgetragen hat. ‚Wir haben alles miteinander gemacht. Wir sind wie siamesische Zwillinge. Das ist zwar fordernd, aber auch etwas ganz Wunderbares.' Als ich ihr an diesem Abend zuhörte, ist mir einmal mehr bewusst geworden, dass hinter jedem erfolgreichen Mann eine starke Frau steht. Eine Frau, die ebenbürtig das Werk mit-trägt und beeinflusst. Frankl selbst erzählte davon und man spürte die Wertschätzung, die diese beiden Menschen einander entgegenbrachten."

Von Frankl geprägt

„Bereits die erste Begegnung in Bremen hat Spuren in meiner Kursarbeit hinterlassen. Schon seit den ersten Schwesterkursen gibt es in jeder Gruppe einen ‚Viktor-Frankl-Tag'. Sein Ansatz, der das Geistige im Menschen und damit die spirituelle Dimension ernst nimmt, ist ein förderliches Angebot – insbesondere auch für religiöse Menschen. Eindrücklich auch der Film ‚Dem Leben einen Sinn geben' über sein Leben: Die Schwestern staunen, wie bei ihm eine sympathische Lebensweisheit, verbunden mit Humor zum Tragen kommt. Zudem vermittelt der Film neben Grundwissen auch ein ermutigendes Altersbild – ein selbstverständliches Ja zu sich selbst und zum Leben."

Wie sehr Viktor Frankl für Liliane Juchli wegweisend wurde und wie sehr sie sich bei der Frage nach Sinn bei ihm orientierte, zeigt der Ausschnitt aus dem Referat: „Sinnfindung und Spiritualität in der Pflege."

„Der Mensch auf der Suche nach Sinn ist im religiösen Verständnis der Mensch auf der Suche nach Gott, oder, um es anders zu formulieren, er sucht nach dem, was ihn nährt und trägt, wenn Grenzsituationen ihn existenziell herausfordern. Viktor Frankl hat dieser Dimension menschlichen Seins und Daseins sein ganzes Leben gewidmet. Was ihn von den anderen psychologischen Richtungen seiner Zeit unterscheidet, ist die Gewichtung des Geistigen im Menschen. Damit stellt er dem Willen nach Lust (Freud) und dem Willen nach Macht (Adler) den Willen nach Sinn gegenüber. Frankl gibt der Sinnfrage des Menschen einen hohen

Stellenwert, wenn er sagt: ‚Es kann nichts Sinnvolles in die Welt hineingeboren werden, das nicht längst schon als Sinnmöglichkeit in ihr existiert hat. Das Unsrige ist es, den Akt seiner Geburt zu leiten.'
Davon ausgehend, formuliert er diese Grundannahmen:
- Sinn kann nicht gegeben, sondern muss gefunden werden.
- Sinn muss gefunden, kann aber nicht erzeugt werden.
- Sinn muss nicht nur, sondern kann auch gefunden werden.

Dabei kann, so Viktor Frankl, in allen Situationen Sinn gefunden werden. Auch und ganz besonders in der Auseinandersetzung mit Grenzsituationen vermag der Mensch seine zentralen Werte zu verwirklichen und damit zum Sinnerleben finden. Für das Verständnis dieser Aussage ist es notwendig, zwischen drei Wertnormen zu differenzieren. Frankl spricht auf einer ersten Ebene von schöpferischen Werten. Erbracht werden diese vom schaffenden, respektive werkenden Menschen. Unter Werk versteht Frankl das, was wir mit Freude und Kreativität schaffen. Auf einer zweiten Ebene spricht er von Erlebniswerten – diese bringt Frankl mit dem liebenden und erlebenden Menschen in Beziehung. Denn Sinn ereignet sich nicht nur im Tun, sondern auch im beeindruckenden Erlebnis und in einer echten Begegnung, die zur wertvollen Erfahrung wird. Zum Dritten nennt er die Einstellungswerte – sie sind auch dann noch möglich, wenn sowohl das Tun wie das Erleben – zum Beispiel infolge Krankheit, Behinderung oder zunehmendem Alter, nicht mehr möglich sind. Gemeint ist der Leidende, der sein Leiden tragende Mensch. Im Hinnehmen dessen, was nicht zu ändern ist, realisiert der Mensch die höchsten Werte, die potenziell in ihm angelegt sind; die Fähigkeit in aufrechter Haltung, trotz unabänderlichem Leiden, sein Schicksal zu tragen. Mehr noch: ‚Leiden in eine menschliche Leistung umzuwandeln.' Frankl spricht von der ‚Trotzmacht des Geistes'."

Sinnerfahrung als Geschenk

In ihrem Referat vermittelt Liliane Juchli persönliche Erkenntnisse:

„Wenn es stimmt, dass ‚ich pflege als die, die ich bin', gilt es, unser Wissen und Erkennen auch für sich selbst nutzbar zu machen. Darum möchte ich Ihnen einige logotherapeutische Tipps für das eigene gelingende Leben vorstellen. Ich beschränke mich auf deren vier:

1. Seien Sie sich der unabänderlichen Bedingungen des Lebens bewusst, aber vergessen Sie nicht, dass auch diese noch positiv gestaltet werden können.
2. Der größte Sieg ist der über sich selbst. Sie müssen sich deswegen nicht jeden Unsinn von sich gefallen lassen.
3. Streben Sie das Glück nicht um seiner selbst willen an, sonst entzieht es sich Ihnen. Das Glück ist eine ‚Draufgabe' zu einem sinnerfüllten Leben.
4. Führen sie in Gedanken ein ‚Tagebuch der schönen Stunden' und notieren Sie darin alle kostbaren Erlebnisse und Begegnungen (nach Mignon Eisenberg, Chicago, in Lukas 1988, S. 234).

In der Begleitung und Pflege von Menschen wirkt nicht in erster Linie das, was wir tun, sondern vielmehr das Wie. Bedeutungsvoll ist demnach, wie wir etwas tun. Es kann nicht darum gehen, allem gewachsen zu sein, auf alles Antworten zu finden, die Technik der Gesprächsführung zu beherrschen, sondern darum, dass wir uns in Anspruch nehmen lassen; Zeit finden für die unausgesprochenen Fragen und Ängste des Gegenübers.
Wer so auf dem Weg ist, wird erfahren, dass die Sinnerfahrung ein Geschenk ist. Die Theologie spricht von Gnade und verweist damit auf einen höheren Sinn. Gnade kann, wie jede spirituelle Erfahrung, nicht herbeigeführt werden. Sie kann nur empfangen werden.
Damit bin ich angekommen, beim Kernpunkt des Nachdenkens, nämlich bei dem, was uns im Begleiten und Pflegen von kranken, behinderten oder alten Menschen bewegt oder bewegen müsste, das Mit- und Ineinander von Spiritualität und Pflege."

Der Kreis schließt sich

60 Jahre sind vergangen, seit Liliane Juchli im Frühling 1953 im Theodosianum ankam, um die Ausbildung als Krankenschwester zu beginnen. 1983 dann die Rückkehr in dieses Haus, das – nach der Verlegung der Krankenpflegeschule in den 70er Jahren ans Spital Limmattal – zu einem Wohnheim für altgewordene Schwestern umgestaltet worden war.

„Über viele Jahre war ich die jüngste der hier wohnenden Schwestern. Unterdessen ist die Gemeinschaft – ich inbegriffen – viel älter geworden;

und auch kleiner. Wir sind noch vierzehn Schwestern, davon sind vier ehemalige Krankenschwestern, alle mit dem früheren Theo noch eng verbunden. Unter ihnen ist auch Sr. Fabiola, die damalige Schulleiterin, die heute über 90 Jahre alt ist."

Äußerlich sehe das Haus praktisch gleich aus, es habe sich kaum verändert, erzählt Sr. Liliane. Im Inneren jedoch gebe es markante Veränderungen.

„Die ehemaligen Schul- und Internatsräume dienen heute als Wohnheim. Sie wurden entsprechend renoviert. Seit 1993 sind alle Zimmer mit Dusche und Toilette ausgestattet, und im Haus wurde – für die immer älter werdenden Schwestern – ein Lift eingebaut. In der Hauskapelle trifft man sich zum Gebet, und in den neu gestalteten Gemeinschaftsräumen wie Stube, Refektorium, Küche und Arbeitszimmer zum Arbeiten, Essen, Kochen, Lesen oder Zusammensein.
Viel Freude bereiten nach wie vor der lauschige Garten und der angrenzende Park: Eine grüne Oase, mitten in der Stadt; zum Meditieren, Spazieren oder einfach zum Sein. Im kleinen Wäldchen steht seit der Gründungszeit eine Muttergottesstatue, bei der man auch heute noch gerne innehält oder betet."

Auch als ältere und altgewordene Schwestern leben sie nach der Regel des Heiligen Franziskus. Sie sind und bleiben Schwestern vom Heiligen Kreuz in Ingenbohl. Die Lebensform, die sie als junge Ordensfrauen eingeübt haben, wurde und wird einer altersgerechten Tagesstruktur angepasst.

„Das Stundengebet ist nach wie vor unverzichtbar und zentral in unserem Tagesrhythmus. Wir stehen zwar später auf, sodass die erste Gebetszeit – die Laudes – erst um 7:15 Uhr beginnt. Anschließend besuchen wir den Gottesdienst in der Pfarrkirche St. Anton und einmal wöchentlich in unserer Hauskapelle. Vor dem Mittagessen versammeln wir uns zum Mittagsgebet, um 17:45 Uhr zur Vesper und später beschließen wir den Tag mit dem kirchlichen Nachtgebet, der Komplet. Dieses gemeinsame Beten ist auch im Alter ein zunehmend wichtiger Nährboden für die Hinwendung zu Gott. Diese wird vom persönlichen Gebet vertieft und in kleinen Diensten in- und außerhalb der Gemeinschaft genährt."

Im Leitbild des Theodosianums Zürich steht:

„Unsere Gemeinschaft bietet Lebensraum für Schwestern, die ihr Alter in einer kleineren Gruppe verbringen möchten. Bei Pflegebedürftigkeit jedoch wird ein Wechsel nach Ingenbohl veranlasst.
Wir wollen ein Zeichen zufriedenen Alters setzen, mit dem wir in die Umgebung hineinwirken. Dadurch leben wir ein zeitgemäßes Apostolat.
Jede Schwester ist wichtig und beteiligt sich in Haus und Garten nach ihren Kräften und Begabungen.
Wir sind ein aktiver Teil des kirchlichen Lebens und setzen uns für ehrenamtliche Dienste ein, je nach unseren Möglichkeiten.
Durch das ‚Da-Sein' unserer Gemeinschaft können wir in Zürich eine Oase tragenden Gebetes sein."

Freizeit und Muße

Neben den Gebets- und Arbeitszeiten hat auch die Erholung in der Ordensregel ihren festen Platz. Früher, als die Schwestern noch im aktivem Dienst waren, galt die Rekreation nach dem Mittagessen als Ruhezeit. Dieser Auszeit von einer Stunde folgte die geistliche Lesung, bevor die Schwestern an ihren Arbeitsort zurückkehrten.
Liliane Juchli:

„Erholungszeit hat im Alter einen hohen Stellenwert und wird als Muße- und Stille-Zeit für die Schwestern zunehmend wichtiger. Freizeitbeschäftigungen wie Handarbeiten, Gestalten von Kärtchen, die am nächsten Basar – der einem guten Zweck dient – verkauft werden, helfen den Schwestern, sich im betagten Dasein nützlich und gebraucht zu fühlen. Gemeinsam – ihren Kräften entsprechend – sorgen sie für Haus und Garten.
Da ich nach wie vor viel unterwegs bin, genieße ich meine Freizeit, der ich mehr Raum gebe als früher. Schon als Kind habe ich Bücher verschlungen, wenn ich welche gefunden habe. Während der aktiven Berufsjahre musste ich mich diesbezüglich stark einschränken. Mein Lesen galt damals der Fachliteratur oder spirituellen Schriften. Jetzt aber habe ich wieder Zeit für meine Lieblingsthemen: Im Moment lese ich ‚Der Fingerabdruck Gottes' von Newberg und Waldmann, ein Buch zur Hirnphysio-

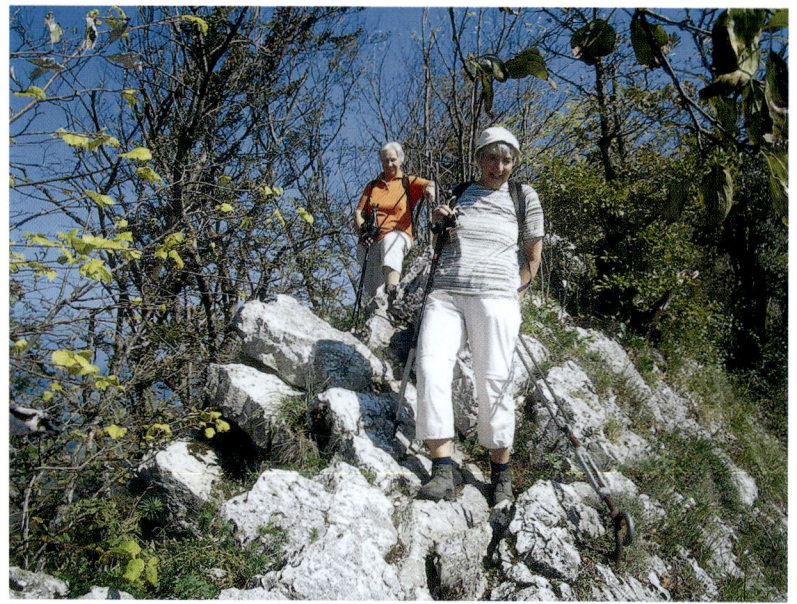

Freizeit: Wandern über den Lägern, ein langgezogener schmaler Höhenrücken zwischen Baden und Dielsdorf in der Schweiz

logie. Daneben eine Frauenbiografie und einen Krimi. Gute Krimis oder historische Romane lese ich ausgesprochen gerne. Da kommt mein inneres Kind, das immer nur lesen wollte, zum Vorschein.
Nebst einer stillen Exerzitienwoche und einer Woche, die wir bei unseren Angehörigen verbringen können, haben wir jedes Jahr auch drei Wochen Ferien. Wir können diese Zeit in einem unserer eigenen Ferienhäuser verbringen oder vom Angebot ‚Ferienwohnung' Gebrauch machen. Diese Art von Auszeit entspricht mir sehr. So verbringe ich schon seit über zehn Jahren meinen Urlaub zusammen mit einer Mitschwester auf der Bettmeralp. Hier können wir unsere Tage selber gestalten. Wir wandern beide gern und immer noch gut. So ziehen wir jeweils nach einem ausgiebigen Frühstück los, genießen die Bergwelt, erkunden verschiedene Wander-

wege und lassen uns auch mal von den Bergbahnen die Mühsal eines schwieriger gewordenen Aufstiegs abnehmen.
Nach Ruhepausen mit Kaffee, den wir immer im Rucksack mitnehmen, kehren wir am Nachmittag zurück.
Einkaufen, das im Alltag von der Küchenschwester besorgt wird, ist für mich ein spezielles Vergnügen. So kommen meine Lieblingsmenüs auf den Tisch. Im Wallis gehören Fondue und Raclette dazu. Selbstverständlich gönnen wir uns dann auch ein Gläschen Walliser Wein."

Aufgabenkreis heute

Noch ist sie als Referentin im In- und Ausland unterwegs. Natürlich weniger häufig als in den aktiven Jahren – und thematisch auf Kernthemen fokussiert.

„Eigentlich sind es nur noch wenige: ‚Sinnfindung und Spiritualität in der Pflege', ‚Erlebte Pflegegeschichte' und ‚Inhalte zum gelingenden Alter'. Ansonsten sind es noch die Schwesternkurse ‚Option für das Alter'. Da ich für diese Aufgabe immer wieder neue Folien brauche, ist auch der Kontakt mit meiner Familie gewährleistet. Denn nach wie vor nimmt mir mein Bruder Otti deren Gestaltung ab."

Ist es stiller geworden? In reiferen Jahren „spinnt" man Geduld. Und trotzdem verlangt der Alltag nach wie vor eine gekonnte Planung.

„Alles, was anfällt, gehe ich langsamer an. Nehme mir vermehrt Zeit für Pausen. Verändert hat sich jedoch vor allem der Feierabend. Nach dem Abendessen meide ich das Büro. Die Zeit, da ich bis in alle Nacht geschrieben, Seminare vorbereitet oder neuen Themenbereichen nachgegangen bin, ist vorbei, gehört der Vergangenheit an. Wie heißt es doch bei Martin Buber: ‚Altsein ist ein herrlich Ding, wenn man nicht verlernt hat, was Anfangen heißt.'"

9 | Würdigung im In- und Ausland

Doktor Honoris Causa

Liliane Juchli kam von einem anstrengenden Wochenend-Seminar zurück, als sie im März 1997 auf dem Anrufbeantworter eine Nachricht der Universität Freiburg vernahm, mit der Bitte, schnellstmöglich zurückzurufen. Anfragen für Vorträge hatten sich gehäuft und so reagierte sie mit einem Seufzer, in der Meinung, man wolle sie für ein Referat anfragen. Doch sie hatte sich getäuscht. Die Überraschung war perfekt. Liliane Juchli erinnert sich:

„Man wollte nichts von mir, sondern verkündete, dass ich die Ehrendoktorwürde der Theologischen Fakultät der Universität Freiburg bekomme. Ich fand kaum die richtigen Worte, um meine Überraschung auszudrücken. Die Anfrage erreichte mich neun Monate vor der Verleihung und so hatte ich genügend Zeit, mich darauf einzustellen."

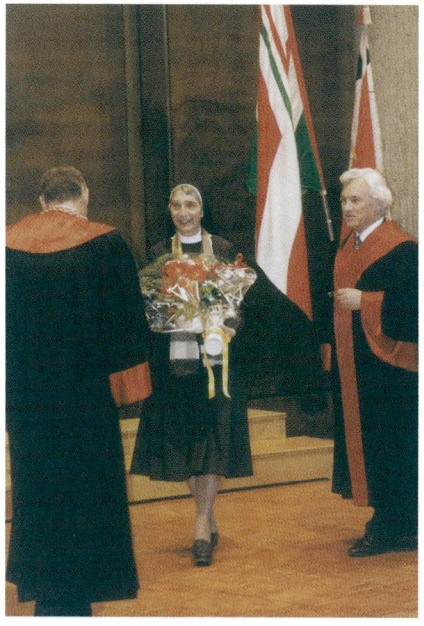

Festtag an der Universität Freiburg: Ehrendoktorwürde für die Klosterfrau aus Ingenbohl

„Der Termin für den großen Tag war auf den 15. November festgelegt. Wenige Tage zuvor starb meine Mutter. Nach der Beerdigung fuhr ich direkt nach Freiburg. Trauer und Freude kreuzten sich, was für mich eine anspruchsvolle Herausforderung bedeutete. Doch der eigentliche Festakt – mit Pflegenden aus der ganzen Schweiz und dem Ausland – war überwältigend und bleibt unvergessen."

Dr. Leo Karrer, Professor für Pastoraltheologie an der Universität Freiburg, zeichnete für die Laudatio und verlieh Liliane Juchli im Namen der Theologischen Fakultät der Universität Freiburg den „Doktor honoris causa". In der Laudatio würdigte er das breite Schaffen der Ordensfrau:

„Schwester Liliane Juchli aus dem Kanton Aargau hat durch ihre berufliche Praxis und ihre zahlreichen Publikationen das Denken und Handeln in der Gesundheits- und Krankenpflege wesentlich beeinflusst. Durch ihr Hauptwerk ‚Pflege, Praxis und Theorie der Gesundheits- und Krankenpflege', das unbestritten als das umfassendste Lehrbuch im deutschsprachigen Raum und weit darüber hinaus gilt, hat sie Generationen von Krankenschwestern und -pflegern geprägt.
Für die professionelle Lehre und Forschung hat sie die Grundlagen erarbeitet, die auf zwei Säulen ruhen: Lehre und Forschung einerseits und qualifiziertes Pflegehandwerk andererseits. Dabei hat sie auf das Konzept der ganzheitlichen Pflege verwiesen und die transzendente Dimension einbezogen. Von Bedeutung sind bei ihr die seelsorglich-therapeutische Begleitung und die Bildungsarbeit in Bereichen wie Altern, Lebensprozesse und Lebenswenden, Schmerz, Leiden und Grenzerfahrungen. Sr. Liliane Juchli hat durch ihr reiches Lebenswerk ein Zeichen für die heilende Dimension des Glaubens und für eine diakonische Kirche gesetzt. Wir sind uns auch dankbar bewusst und möchten anerkennen, dass ihre Schwesterngemeinschaft, das Institut Ingenbohl, dem vielseitigen Engagement von Sr. Liliane Juchli die Voraussetzungen schuf, dass sie die ordenseigene Spiritualität mit international anerkannter Professionalität verbinden konnte."

Hommage

Vom 27. bis 28. Februar 1998 fand in der Stadthalle Kassel/Baunatal die außerordentliche Fachtagung „Hommage an Liliane Juchli" statt. Im Vorfeld hatte sich ein Team von elf Personen – alles Pflegefachleute aus Deutschland – dafür stark gemacht, Sr. Liliane für ihr Lebenswerk zu ehren. Rund 400 Pflegende sowie Wegbegleiterinnen aus verschiedenen Lebensabschnitten, Bereichen und Ländern versammelten sich zu dieser Würdigung. Im dazu erschienenen Buch, „Liliane Juchli, ein Zeitdokument der Pflege", schreibt Sabine Urban: „Sr. Liliane hat es verdient, für ihr internationales Wirken und Arbeiten auch international geehrt zu werden" (vgl. Kapitel 7).
Anlässlich dieser Würdigung gab es eine weitere Auszeichnung. Eva Kürzl, Präsidentin des österreichischen Krankenpflegeverbandes, übergab Liliane Juchli die „Ehrenurkunde" und den „Goldenen Ehrenring" des österreichischen Krankenpflegeverbandes. Der Ehrenring wurde erst- und einmalig vergeben.

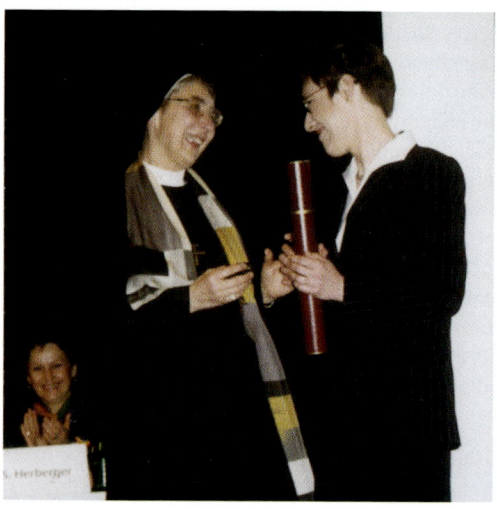

Hommage und Würdigung durch den österreichischen Fachverband

Eva Kürzl: „Sie haben die Pflege vor allem im deutschsprachigen Raum geprägt. Mit Ihrer Vision haben Sie uns einen großen Auftrag für die Zukunft erteilt. Sie haben im Vorwort der 6. Auflage Ihres Buches die Berufsverbände zur Solidarisierung aufgerufen. Ich sehe es als Auftrag für mich, daran mitzuarbeiten, mich dafür einzusetzen."

Und am Schluss ihrer Laudatio: „Ich danke Gott, dass ich die Möglichkeit habe, Sie persönlich kennenzulernen."

Auszeichnung Tertianum-Stiftung

Am 30. November 2006 wurde Liliane Juchli von der Tertianum-Stiftung mit dem Jahrespreis geehrt. „Mit dem Preis für Menschenwürde zeichnet die Tertianum-Stiftung Persönlichkeiten aus, die national oder international etwas Beispielhaftes für den Schutz und die Respektierung der Menschenwürde getan haben", ist in „Tertianum, Zeitschrift für Generationen", vom Dezember 2006, zu lesen.

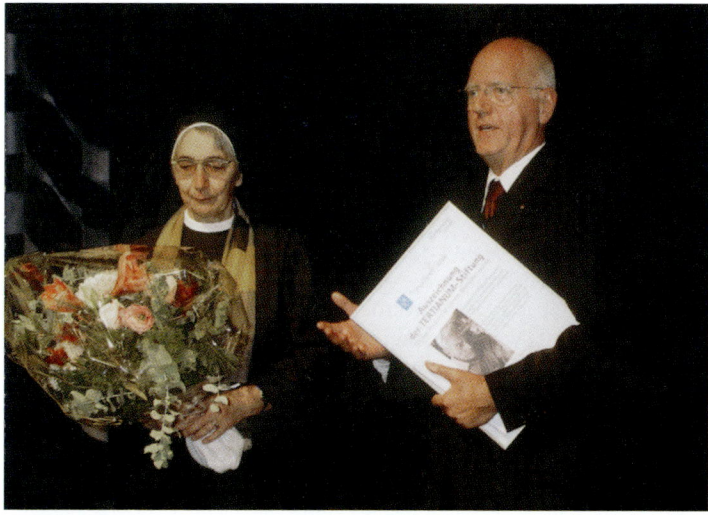

Auszeichnung der Tertianum-Stiftung durch Dr. René Künzli

Mit dieser Würdigung wurde Liliane Juchli – im festlichen Saal des Kasinos „Zürichhorn", Zürich – für ihre Verdienste um eben diese Menschenwürde ausgezeichnet. René Künzli, Präsident der Stiftung, überreichte ihr die Auszeichnung. In ihrer Dankesrede sagte sie: „Müsste ich in einem Satz zusammenfassen, was ich unter Menschenwürde verstehe, würde ich es auf diesen einfachen Nenner bringen: Menschenwürde geschieht dort und dann, wenn ich dem Menschen Mensch bin."

Liliane-Juchli-Haus

In Hockenheim steht das einzige Liliane-Juchli-Haus der Welt. Dieses wurde am 17. Juni 2007 u. a. durch den Vorstand der Kirchlichen Sozialstation Hockenheim e.V. mit einer Feier eröffnet, an der Sr. Liliane die Festansprache hielt.
„Wir sind zusammengekommen, um ein ganz besonderes Fest zu feiern, denn die Einweihung eines Hauses ist immer etwas Besonderes. Es ist ein Fest der Dankbarkeit für das im Vorfeld der Planung und der Einrichtung Gelungene. Und es ist ein Fest der Hoffnung und der Zuversicht im Blick auf die Herausforderung, die der konkrete Dienst in diesem Haus von allen Beteiligten abverlangt. Es ist ja auch ein ganz besonderes Haus, denn unter seinem Dach vereinen sich ganz besondere Dienste. Dass Sie diesem Haus meinen Namen geben, ist für mich eine besondere Freude."
Im Haus sind unter einem Dach verschiedene Dienste und Projekte miteinander verbunden. So etwa die Sozialstation, deren Angebot sich an pflegebedürftige Menschen in ihrem häuslichen Umfeld richtet. Betreutes Wohnen für Menschen, die in ihrem Alter nicht mehr alleine wohnen wollen oder können. Und eine ambulant betreute Wohngemeinschaft für Demenzkranke, die in besonderer Weise einen gestalteten Alltag brauchen. Das Haus wurde nach Liliane Juchli benannt, weil in allen Bereichen Würde verlangt ist. Ein Wort, welchem Liliane Juchli zeitlebens eine spezielle Bedeutung gegeben hat.
Aus ihrer Festansprache:

„Wofür steht der Name Liliane Juchli? Und was verbindet sie mit diesem Haus, beziehungsweise mit den Menschen, die dieses Werk aufgebaut haben und zu tragen gewillt sind? Vielleicht ist es die Leidenschaft für das Mögliche. Oder es ist jene Leidenschaft, die daran festhält, dass Pflegende, Betreuerinnen und Betreuer dem Menschen trotz gesundheitlicher Einschränkungen zu mehr Lebensqualität verhelfen können. Und es ist jene Leidenschaft, der ich selbst ein Berufsleben lang verpflichtet war: Der Sorge für die Menschen, die in ihrer Bedürftigkeit wie in ihrer Würde ernst genommen, respektiert und akzeptiert werden müssen. Damit bin ich bei einem Kernanliegen meines Lebens angelangt. Bei jenem Wert, der zutiefst in mir lebt und ins Wirken drängt, wohl immer schon: Die Würde des Menschen."

Liliane Juchli zitiert Mutter Maria Theresia, die Gründerin des Klosters Ingenbohl, die ihr Leben im Geist der Barmherzigkeit ganz in den Dienst an den Bedürftigen gestellt hat: „Das Gramm Gold im Mitmenschen entdecken." Und Sr. Liliane zitiert auch Viktor Frankl: „Der Mensch ist und bleibt ein Würdewesen bis zuletzt." Und so ist am Schluss ihrer Festansprache zu lesen:

„Dem Kranken die Würde zurückgeben. Das Gramm Gold entdecken, das hat etwas mit Vertrauen zu tun. Vertrauen, das wir den Menschen schenken und welches sie zu uns entwickeln sollen, so, dass sie spüren, dass wir sie auf ihrem Weg begleiten. Ein Weg, der vielleicht nicht unseren Vorstellungen entspricht. Der aber genau dorthin führt, wo auch für diese Menschen die eigentliche Zielrichtung liegt: Jenes letzte Ziel, dem nach Gottes unerforschlichem Plan auch ihre Krankheit dient, auch wenn dies oft nur schwer zu verstehen ist: Auch diese Menschen sind, wie wir, königlichen Geschlechts, sie sind in diese Welt gekommen, um den Schatz zu finden, der in eben diesem Ackerfeld, welches vielleicht Demenz heißt, gefunden und ausgegraben werden kann – wenn sie unsere Hilfe dabei erfahren dürfen. Den Bedürftigen, dem Kranken Ehrfurcht, Respekt und Liebe entgegenzubringen, ist eine der vornehmsten Aufgaben des Menschen."

Stab-Preis 2008

Die Stiftung für Abendländische Ethik und Kultur mit Sitz in Zürich vergibt jährlich einen Preis an Persönlichkeiten oder Institutionen, die im Sinn des Stiftungsziels einen außerordentlichen Beitrag geleistet haben. Der Stiftungszweck besteht in der Pflege und Förderung aller Bestrebun-

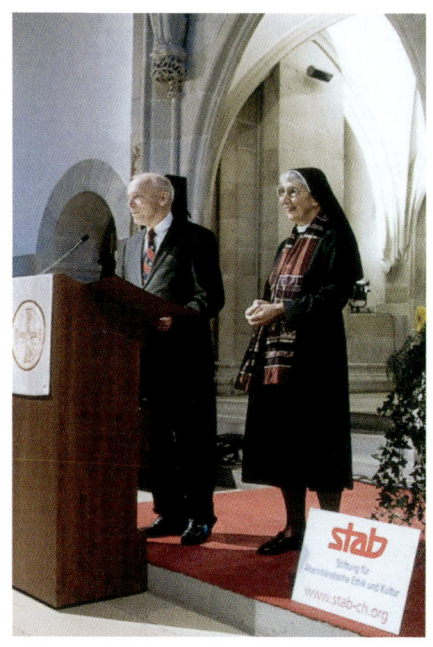

„Jahrespreis 2008 der Stiftung für Abendländische Ethik und Kultur, STAB", im Zürcher Fraumünster: Preisübergabe durch Robert Nef, Präsident der Stiftung

gen zur Besinnung auf abendländische Tradition, Ethik und Kultur innerhalb und außerhalb Europas.
Professor Dr. Heinz O. Hirzel in der Laudatio:

„Dieses Jahr ehrt die Stiftung für Abendländische Ethik und Kultur die Krankenpflege, wie sie Hunderte und Aberhunderte Tag für Tag ausüben. Der Preis wird, stellvertretend für sie alle, an Pflegefachfrau Dr. h. c. Liliane Juchli überreicht."

Und Robert Nef, Präsident der Stiftung:

„Mit ihrem bahnbrechenden Lehrbuch zur Praxis und Theorie der Gesundheits- und Krankenpflege hat Liliane Juchli Generationen von Pflegenden nicht nur fachlich, sondern auch berufsethisch geformt und ge-

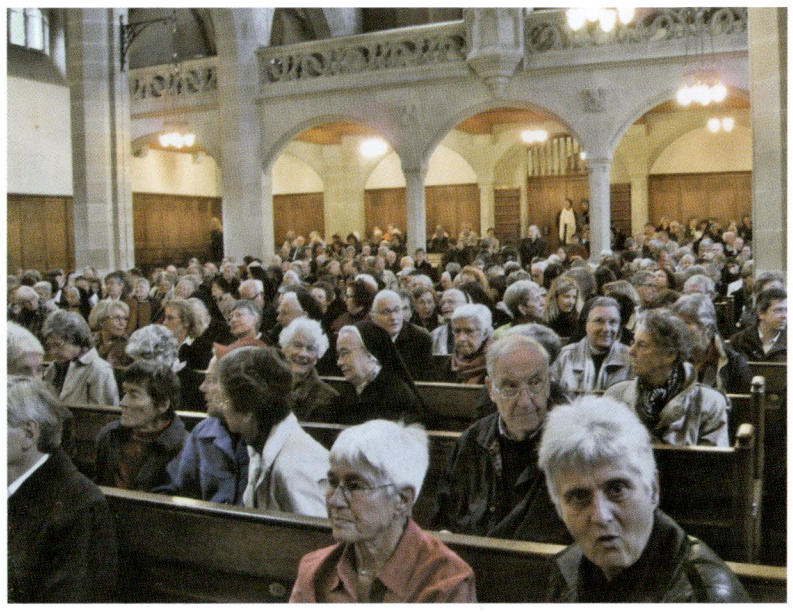

Großandrang anlässlich der „STAB"-Preisübergabe in Zürich

prägt. Durch ihr Vorbild und ihre stets nahe beim kranken Menschen bleibende Lehr-, Publikations- und Vortragstätigkeit erlangte sie eine Ausstrahlung, die weit über die Grenzen unseres Landes und auch über die Grenzen des Pflegeberufs hinaus gewirkt hat und weiterwirkt. In ihrem Lebenswerk kommt die Verbindung von Theorie und Praxis, Einfühlungsvermögen und Erfahrung in schönster Weise zum Ausdruck. Die von Schwester Liliane postulierte gleichzeitig ganzheitliche und individuell differenzierende Betrachtungsweise deutet die Gesundheits- und Krankenpflege als eigene Disziplin im Dienst jener Mitmenschen, die ihrer bedürfen. Sie ist in der Tradition der christlichen Orden verankert und baut eine Brücke zu den Herausforderungen des heutigen Gesundheitswesens. Wir ehren mit unserer Preisträgerin auch alle Berufskolleginnen und -kollegen, die in ihrem Sinn und Geist die ganzheitliche Pflege mit Kopf, Herz und Hand täglich ausüben und an ihrer Weiterentwicklung mitwirken."

Große Ehre in Österreich

Auf die Initiative von Erich M. Hofer, Gründer des Instituts „Lazarus PflegeNetzWerk", wurde im Rahmen des Pflegekongresses vom 5. bis 6. Mai 2010 im Kongresshaus Bad Ischl (Oberösterreich) die Schweizer Ordensschwester und Pflegepionierin Sr. Liliane Juchli geehrt.
Erich Hofer erinnert sich:

„Durch mehr als drei Jahrzehnte hat Sr. Liliane Juchli als renommierte Lehrbuchautorin mit ihrem Pflegebuch einer ganzen Generation von jungen Pflegepersonen ihr Wissen von einer ganzheitlichen Pflege weitergegeben. Zudem war sie an zahlreichen Seminaren und Fachkongressen im gesamten deutschen Sprachraum für ihre Anliegen unterwegs. So auch in Österreich. Dafür zu danken war das Ziel unserer Kampagne. Mehr als 100 Krankenpflegeschulen, der Berufsverband ÖGKV sowie namhafte

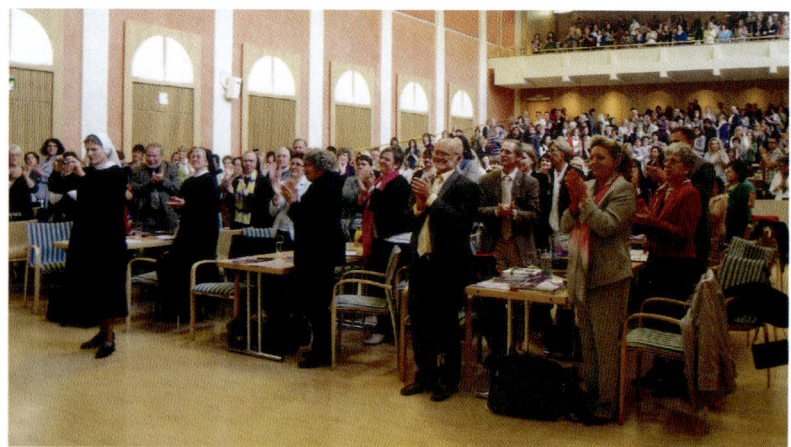

Standing Ovations bei der Übergabe des Lazarus-Preises in Bad Ischl, Österreich

Pflegewissenschaftler/innen aus Österreichs Universitäten bestätigten mit ihren Stellungnahmen den hohen Wert von Liliane Juchli's Leistungen. Damit konnten wir vom ‚Lazarus PflegeNetzWerk' – mit Zustimmung des Bundesgesundheitsministers – die Verleihung des ‚Goldenen Ehrenzeichens für Verdienste um die Republik Österreich' im Bundeskanzleramt beantragen. Die feierliche Verleihung erfolgte im Rahmen des LAZARUS Pflegekongresses vor 500 Gästen in Bad Ischl am 6. Mai 2010. Zusätzlich wurde Sr. Liliane Juchli mit dem ‚LAZARUS Ehrenpreis für das Lebenswerk' mit stehenden Ovationen bedankt."

Dieser Preis wurde ihr durch Österreichs Altenpflege-Pionier Erwin Böhm überreicht.
Julia Röper-Kelmayr – in Vertretung von Gesundheitsminister Alois Stöger – ehrte die Ordensfrau aus der Schweiz mit dem „Goldenen Ehrenzeichen für Verdienste um die Republik Österreich".
Und Brigitte Pinzker, Bundesvorsitzende der Pflegeschul-Direktorinnen Österreichs, in ihrer Laudatio:

„Liliane Juchli ist eine der wichtigsten Wegbereiterinnen für einen Paradigmenwechsel in der Pflege. Mit dem Goldenen Verdienstkreuz erhält die bereits mehrfach ausgezeichnete ‚Grande Dame' der Pflege nun ein offizielles Dankeschön für ihr Lebenswerk."

Juchli-Rose

2010 wurde Bärbel Fritsch nach 30 Jahren als geschäftsführende Pflegedirektorin der renommierten und erfolgreichen ökumenischen Sozialstation Limburgerhof e.V. (ambulanter Pflegedienst mit 100 Mitarbeitenden) pensioniert und daher von ihren Kolleginnen und Kollegen verabschiedet. Dabei wurde sie gefragt, womit man ihr eine Freude bereiten könnte. Sie erinnert sich:
„In unserer Einrichtung sind das Pflegekonzept von Liliane Juchli und ihre Worte ‚Menschsein und Pflege sind dynamische Prozesse, wir selbst sind darin in ständiger Veränderung' ein Garant für eine menschenwürdige, selbstbestimmte Pflege.

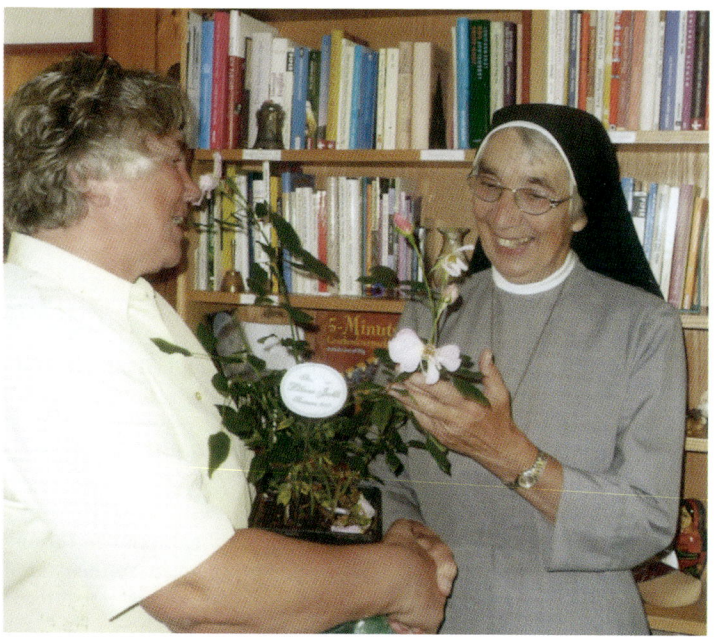

Bärbel Fritsch überreicht Schwester Liliane die neu gezüchtete „Juchli-Rose"

Da lag es nahe, dass ich meiner Mentorin eine nachhaltige Anerkennung als besondere Ehre und zur Symbolwirkung für neue Pflegegenerationen zukommen lassen wollte.
So wünschte ich mir von unserem Vorstand den Namen ‚Liliane Juchli' für eine neue Rosenzüchtung. Natürlich war dies ein exotisches Geschenk, und der Ausschuss lehnte zunächst ab. In einer weiteren Sitzung konnte ich die zuständigen Leute jedoch überzeugen, dass Liliane Juchli nicht nur einen Platz in den Geschichtsbüchern der professionellen Pflege gebührt, sondern mit dieser Rose auch weiterhin in den Gärten der Menschen in Erinnerung bleiben wird. So kam es, dass die Ökumenische Sozialstation Limburgerhof e. V. die Namensrechte für die Rose ‚Liliane Juchli' erworben und bei meiner Verabschiedung feierlich an Sr. Liliane überreicht hat."

10 Zukunft braucht Herkunft

Erlebte Pflegegeschichte

Die Krankenschwester von damals ist die Pflegefachfrau von heute. Doch, wie hat denn alles begonnen, ist geworden, was heute ist und – ja – was wird morgen und übermorgen sein?
Im Vortrag „Erlebte Pflegegeschichte – eine Spurensuche" ist Liliane Juchli diesen Fragen nachgegangen. In ihrem Manuskript ist zu lesen:

„Pflege gibt es seit Menschengedenken. Bereits in den Anfängen der Menschheit war Helfen und Pflegen eine selbstverständliche Aufgabe der Frau. Ihr war nicht nur die Sorge für das Haus anvertraut, sondern auch jene für das Leben im Spannungsfeld zwischen Werden und Vergehen. Sie nutzte die Naturverbundenheit, in der die primitiven Völker jener Zeit lebten, und entwickelte ihre Kenntnisse im Gebrauch von Heilkräften, insbesondere von Heilkräutern und Betäubungsmitteln. Diese Erfahrungen dienten nicht nur den Kranken, sondern wurden auch für magische Rituale, die einem gesunden und ungefährdeten Leben dienten, eingesetzt. Aus diesem Wissen entstanden bei den Kulturvölkern der vorchristlichen Zeit die Anfänge der medizinischen Wissenschaft und schließlich die ersten ‚Siechenhäuser' und Hospize."

Liliane Juchli erinnert an das Gleichnis vom „barmherzigen Samariter" und erwähnt in diesem Zusammenhang die Grundschritte des Begleitens: die Begegnung, die Hinwendung, das Mitgehen, das Übergeben.
Frauen im Patriarchat der Großfamilien wurden Schwestern genannt. Sie kümmerten sich um die Familie, das Haus, den Garten und um die Kranken. Im Manuskript von Sr. Liliane ist zu lesen:

„Schwester – als Bezeichnung für Verwandtschaft – wurde später von und für Frauen gebraucht, die sich aus der Abhängigkeit der Familienstruktur lösten und sich einem religiösen Orden anschlossen. Diese frühen Diakonie- und Klostergemeinschaften waren Stätten der Kultur und Erziehung. Sie waren Hüter des alten Pflegewissens und damit der beginnenden medizinischen Wissenschaft. Dieser Zusammenhang kann bis ins 6. Jahrhundert nachgewiesen werden. Es entwickelten sich Krankenpflegeorden für Brüder und Schwestern. Dabei ist wohl die Gemeinschaft der Beginen die interessanteste Frauenbewegung des Mittelalters. Alleinstehende Frauen – ungeachtet ihres Vermögens oder Standes – schlossen sich zu religiösen Gemeinschaften zusammen, ohne jedoch einer Ordensgemeinschaft anzugehören. Die Beginen lebten in sogenannten Beginen-Höfen und verwalteten sich selbstständig. Sie wählten aus den eigenen Reihen eine Meisterin, ‚Grande Dame' genannt, womit sie ihre Eigenständigkeit gegenüber weltlicher und kirchlicher Macht verteidigten. Die Bewegung der Beginen lässt sich erstmals zu Beginn des 12. Jahrhunderts in Belgien und Flandern nachweisen. Der Höhepunkt der Ausbreitung der Beginen geht in die Zeit zwischen dem 12.–16. Jahrhundert. Beginenhöfe oder Beginagen, wie sie auch genannt wurden, entstanden in Westeuropa, besonders in Oberitalien, Südfrankreich, Deutschland und der Schweiz. Trotz Reformation, Aufklärung und Säkularisierung hat sich diese Frauenbewegung bis zum Ende des 19. Jahrhunderts halten können. In Flandern überlebten sie gar bis in unsere Zeit. 2008 ist in Belgien die letzte Begine gestorben.

Es war das Verdienst von Florence Nightingale (1820–1910), dass sich die Krankenpflege schließlich als Beruf entwickeln konnte. Sie gründete die erste Krankenpflegeschule am St. Thomas Hospital in London, der weitere ‚Nightingale Schools' folgten. Die von ihr ausgelösten Reformbestrebungen haben die moderne englische Krankenpflege begründet, die ihrerseits wieder fast alle anderen Länder – sowohl in Amerika wie in Europa – beeinflusste.

Ein zweiter entscheidender Impuls für die Entstehung des Krankenpflegeberufes war die sprunghafte Entwicklung der medizinischen Wissenschaft. Theodor Billroth (1829–1894) richtete die erste Krankenpflegeschule Österreichs ein. Er wollte Pflegeschülerinnen zu tüchtigen, wertvollen Mitarbeitenden der Ärzte heranbilden. In Deutschland gründete Agnes Karl den ersten Verband von Pflegerinnen und kämpfte damit bahnbrechend um Anerkennung ihres Berufes. In der Schweiz ist es das Verdienst der ersten bürgerlichen Frauenbewegung, dass sich sowohl die Stellung der Frau als auch deren Bildungschancen verbessern konnten. 1891 wurde in Lausanne die erste Krankenpflegeschule gegründet. Zu den ersten Ausbildungsstätten in der Schweiz gehört auch die ordenseigene Krankenpflegeschule der ‚Barmherzigen Schwestern vom Heiligen Kreuz, Ingenbohl'."

Im Archiv in Ingenbohl entdeckte Liliane Juchli ein erstes ‚Krankenpflege-Lehrmittel', ein Büchlein mit 100 Seiten, gedruckt im Jahr 1861.
In der Einleitung ist zu lesen:

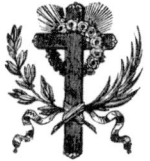

Das erste Lehrbuch der Krankenpflege zum „Gebrauche der barmherzigen Schwestern", aus der Buchdruckerei des Mutterhauses in Ingenbohl, 1861

„Krankenpflege ist Darreichung all jener Hilfe, Erleichterung und Dienstleistungen, deren der kranke Mensch bedarf. Vollziehung und Bewahrung der Vorschriften, welche der Arzt für die Heilung verordnet und zweckmäßige Befriedigung aller Bedürfnisse, welche zur Genesung beitragen. Der Unterricht in der Krankenpflege umfasst daher eine ziemlich mannigfaltige Reihe von Gegenständen. Am nützlichsten wird es sein, wenn er theoretisch und praktisch zugleich ist, das heißt, wenn die Erklärung und Aneignung der Regeln und Grundsätze der Krankenpflege mit der Einübung und Anwendung derselben am Krankenbette unter Anleitung eines Arztes oder einer sonst geübten Pflegerin verbunden ist."

Das Büchlein befasst sich mit Themen, die später als Grund- und Behandlungspflege weiterentwickelt wurden und schließt mit dem Kapitel, welches sich mit der ‚Sorge für die eigene Gesundheit der Pflegerin' befasst.

Ein Blick in die 50er und 60er Jahre des letzten Jahrhunderts zeigt jene Zeit, als Liliane Juchli selber die Ausbildung zur Krankenschwester absolvierte und anschließend aktiv in Praxis und Theorie tätig war. Davon jedoch hat sie bereits erzählt.

Die 70er und 80er Jahre stehen im Zeichen des Wandels und bewegen sich zwischen Rückblick und Aufbruch.

Liliane Juchli:

„Eigenständigkeit, Entwicklung des Berufes bis hin zur Frage nach der Professionalisierung sind Themen jener Zeit. Pflegende fragen, was Pflege sei und diskutieren darüber, wer eigentlich die Inhalte der Pflege in der Vergangenheit beeinflusst, ja bestimmt habe. Die Leitung von Krankenpflegeschulen war vielerorts in Händen von Ärzten und der Alltag der Pflegenden oft von traditionellen Abhängigkeitsmustern geprägt. Je mehr sich die Medizin zur ‚High-Tech' hin entwickelte, desto mehr mussten die Pflegenden, denen allerdings die eigenständigen Inhalte noch zu wenig bewusst waren, Schritt halten. Mehr und mehr konzentrierte man sich auf Funktionalität. Das Pflegemodell jener Zeit war befund- und krankheitsorientiert. Die Ausrichtung auf die Medizin hat sich lange halten können und es verfestigte sich ein typisch medizinisch ausgerichtetes Lernschema. Unterdessen jedoch hatte sich ein Bewusstwerdungsprozess etabliert, der Kräfte freisetzte und die Pflege in Bewegung brachte.

Von Aufbruch war die Rede. Von Wandel auch. Und heute, im 21. Jahrhundert, steht das Berufsbild der Pflege in einem erneuten Entwicklungsprozess. Die Professionalisierung hat sich durchgesetzt, die Pflegewissenschaft ist zu einem eigenen Forschungsgebiet geworden und die höhere Fachausbildung konnte Fuß fassen."

Visionen am runden Tisch

Aus einer Vielzahl heute aktiver Pflegefachfrauen wurden derer fünf an den „runden Tisch" gebeten: Annemarie Kesselring, Rebecca Spirig, Monika Beck, Annelies Nef-Nyffeler und Vreni Frei-Blatter erinnern sich an Sr. Liliane und schauen in die Zukunft die sie aktiv mitgestalten. Als diplomierte Pflegefachfrauen haben sie sich während vieler Jahre weitergebildet, um das Berufsbild zu festigen und weiterzuentwickeln. Gestandene Berufsfrauen, die das Damals lebten und das Heute prägen.

Die emeritierte Professorin Dr. Annemarie Kesselring hat sich – als Visionärin und Pionierin der akademischen Pflege in der Schweiz – unermüdlich für die Gründung und den Aufbau des Instituts der Pflegewissenschaft an der Universität Basel (INS) eingesetzt.
Frau Prof. Dr. Rebecca Spirig arbeitet seit 2010 am Universitätsspital Zürich als Leiterin des Zentrums Klinische Pflegewissenschaft und als Mitarbeiterin am Institut für Pflegewissenschaft an der Universität Basel.
Monika Beck, MNSc (Master in Nursing Science), unterstützt seit vielen Jahren als selbstständige Pflegewissenschaftlerin unterschiedlichste Institutionen des Gesundheitswesens in der Weiterentwicklung von Pflegequalität und Rahmenbedingungen für Pflegende.
Annelies Nef-Nyffeler arbeitete in leitenden Positionen in Schule und Pflegebereichen.
Vreni Frei-Blatter, einst Schülerin von Annelies Nef-Nyffeler, ist heute Dozentin an der Fachhochschule für angewandte Wissenschaften in St. Gallen.

Im Verlauf des Berufslebens sind sie Liliane Juchli begegnet. Man kennt sich seit vielen Jahren. Und das Gespräch zum Thema „Zukunft der Pflege" wird zu einem „Heimspiel" unter Gleichgesinnten. Was aber lernten die fünf Frauen von Liliane Juchli? Was haben sie von ihr mit- und übernommen? Oder vielleicht auch: Was bleibt von „der Juchli"?
Vreni Frei:

„Sr. Liliane beeindruckt mich immer wieder mit ihrer aufrechten Haltung – schon rein optisch! Eine Wert-Haltung, die niemals daran zweifeln lässt, wofür sie sich Zeit ihres Lebens eingesetzt hat: für die Würde des Menschen. Eine Haltung, die ihren Zuhörerinnen, so scheint mir, den Rücken stärkt, damit diese für einen Moment aufrechter gehen."

Die vier Kolleginnen bestätigen, dass es die Haltung ist, die geprägt hat. Der respektvolle Umgang mit Menschen. Und – dass Liliane Juchli das vertrete, was sie selber als eine ihrer Kernaussagen benennt: „Sobald eine Arbeit mit Menschen zu tun hat, ist sie mehr als nur ein Job."

Die pflegerische Beziehung, der Umgang – auch mit Angehörigen – das ist es, was die Pflege im praktischen Alltag fundamental beeinflusst und Pflege zur Kunst werden lässt.
Die Pflege als Kunst. Ist das lernbar?
Monika Beck ist überzeugt: „Professionelle Pflegefachpersonen brauchen Vorbilder, welche die tägliche Arbeit prägen und an deren Haltung sie sich orientieren können."
Sie sind existenziell wichtig, darin sind sich die Gesprächsteilnehmerinnen einig. Solche „Identifikationsfiguren" engagieren sich für die Zusammenarbeit zwischen verschiedenen Berufsgruppen wie zum Beispiel Ärzten, Fachpersonen der Gesundheit oder Mitarbeitenden des technischen Dienstes. Zusammenarbeit soll von gegenseitiger Wertschätzung getragen sein. Wo es gelingt – trotz zunehmendem Druck im Alltag –, eine Umgebung zu schaffen, die einen respektvollen Umgang mit Menschen ermöglicht, bleibt das Fundament der Pflege im Sinne von Liliane erhalten. Dieser Umgang braucht entsprechende Führung und Begleitung. Pflegende mit entsprechender Bildung und Erfahrung gilt es jenen Patienten zuzuteilen, die speziell auf diese Expertise angewiesen sind.
Ob es dazu akademisch gebildete Pflegende braucht?
Annemarie Kesselring ist vorsichtig:

„Ich spreche nicht von ‚Akademisierung der Pflege', weil dadurch der Eindruck entsteht, alle Pflegenden müssten einen akademischen Weg einschlagen. Das stimmt nicht. Pflegende sollen fachlich sehr gut ausgebildet sein und zwar im medizinisch-pflegerischen Gebiet, in welchem sie tätig sind."

Die Gruppe erinnert sich: Die „Höhere Fachausbildung Stufe 2", erstmals angeboten Ende der 80er Jahre, wurde weder an einer Fachhochschule noch an einer Universität unterrichtet. Sie war jedoch für die Förderung der Krankenpflege in der Schweiz äußerst wertvoll und setzte neue Schwerpunkte für die Entwicklung des Berufs.
Fähigkeiten für eine gezielte fachliche Kompetenzerweiterung sind bei vielen Pflegenden vorhanden. Ob sie tatsächlich gelebt werden, hängt stark von der Persönlichkeit ab, was die folgende Kernaussage zu einem eigentlichen Slogan werden lässt: „Ich pflege als die, die ich bin" (Sr. Liliane Juchli).

Unerfahrene Berufsleute oder Pflegende, die ihre Erfahrungen wenig reflektieren und zum Beispiel Mühe haben, mit Eltern eines todkranken Kindes umzugehen, sind in solchen Situationen oft überfordert. Gezielte Weiterbildungen und die Förderung ihrer Beziehungs- und Kommunikationskompetenzen sind für Pflegende unabdingbar, um in komplexen Situationen richtig und achtsam handeln zu können.

Ferner sind Pflegende heute auch auf forschungsbasiertes Wissen angewiesen. Am Universitätsspital Zürich leisten akademisch ausgebildete Mitarbeiterinnen als Pflegeexpertinnen sowohl mit einer Generalisten- als auch mit einer Spezialistenausrichtung wesentliche Beiträge. Generalistinnen wirken unterstützend bei Fragen rund um Patientensicherheit und Pflegequalität. Dabei erstellen sie forschungsbasierte Richtlinien, um Pflegenden Maßnahmen nahezubringen, mit denen sie zum Beispiel Stürzen oder Mangelernährung vorbeugen können. Sie führen solche Maßnahmen in die Praxis ein, unterstützen ihre Kolleginnen und untersuchen die Verbesserungen.

Spezialistinnen, – die sogenannten Advanced Practice Nurses (APN oder ANP) –, bieten einer Gruppe von Patienten mit einer komplexen Krankheit, wie zum Beispiel Multipler Sklerose, eine umfassende, fundierte Pflege an; dies immer in Zusammenarbeit mit anderen Professionellen. So führen sie ein Assessment des Gesundheitszustandes durch und leiten darauf abgestimmte Interventionen wie zum Beispiel Schulungen ein, mit welchen Betroffene und ihre Familien in ihrem alltäglichen Umgang mit der Krankheit, mit Medikamenten und Begleitsymptomen unterstützt werden. Mit der akademischen Ausbildung einer gehen auch Erweiterung, Verschiebung oder Neuentwicklung von Arbeitsfeldern, was zu einer Kompetenzverschiebung zwischen unterschiedlich ausgebildeten Fachleuten führen kann: Wer schätzt die Situation eines Patienten mit Delirium ein? Gehört ein Delirium-Assessment zu den ärztlichen oder zu den pflegerischen Aufgaben?

Pflegende, die mit neuem Wissen für neue Aufgaben in die Praxis kommen, brauchen am Anfang noch Coaching und Begleitung. Das gilt auch für erfahrenere Pflegeexpertinnen, respektive „Advanced Practice Nurses", sowie für diplomierte Pflegende mit einem Spezialgebiet wie zum Beispiel der Pflege von schwer heilenden Wunden oder von neurologisch Erkrankten.

Wer jedoch bezahlt die immer besser ausgebildeten Pflegefachpersonen, und wie ist dies mit den immer höher werdenden Pflegekosten zu vereinbaren?
Rebecca Spirig ist um die Antwort nicht verlegen:

„Diplomierte Pflegepersonen mit einem Bachelor verdienen zum Beispiel am Universitätsspital Zürich nach ihrem Abschluss gleich viel wie Absolventinnen einer Höheren Fachschule. Der Lohn ist an Leistung und Funktion gebunden. Mit zunehmender Erfahrung und in Stellungen mit vermehrter Verantwortung steigt der Anspruch und damit – das ist dem jeweiligen Betrieb überlassen – eventuell auch der Lohn."

Überall, wo Pflege stattfindet, wird die Frage nach ihrer Finanzierbarkeit gestellt. Es ist der „Skills- und Grade-Mix" gefragt, das heißt ein optimierter, ressourcengerechter Einsatz aller Fachleute, die sich um Gesundheit, Genesung und Pflege von Menschen kümmern, ihrer Ausbildung und ihren speziellen Fähigkeiten entsprechend. Innerhalb von Betrieben, Institutionen und Organisationen im Gesundheitswesen werden Aufgaben komplexer und anspruchsvoller. So zum Beispiel werden auch Selektion, Anleitung, Begleitung und Unterstützung von Pflegefachpersonen und Pflegehilfskräften aus unterschiedlichsten Ländern, Kulturen und Sprachgebieten zu einer steten Herausforderung. Auch nehmen technische und administrative Aufgaben in Spitälern, Heimen und im ambulanten Bereich zu. In Zukunft werden ökonomische Rahmenbedingungen der Politik und wirtschaftliche Vorgaben der Institutionen noch engere Grenzen setzen. Pflegefachleute werden sich diesen Entwicklungen stellen und sowohl ihr Wissen und Können als auch ihr berufsethisches Bewusstsein entsprechend einsetzen.
Und wie sieht die Zukunft aus?
„Die Pflege wird sich zunehmend in den ambulanten Bereich verlagern", davon ist Annelies Nef-Nyffeler überzeugt.

„Und es wird Institutionen geben, die von Pflegenden selber initiiert und geführt werden, wie zum Beispiel das ‚Haus der Pflege', das es in Bern bereits seit 2002 gibt und wo ein Netz von Ärzten und Pflegenden eigenständig arbeitet und sich um Patienten kümmert. Das könnte Zukunft sein."

Weil Patienten immer früher aus dem Spital entlassen werden, ist eine vermehrte Nachsorge notwendig. Daher werden Pflegefachleute vermehrt auch spitalextern arbeiten wie zum Beispiel in Pflegehäusern, Privathaushalten, Pflegewohnungen, Polikliniken, Pflegezentren usw. Es geht dabei auch darum, unnötige Hospitalisierung und Re-Hospitalisierung zu vermeiden. Da der Bedarf an pflegerischen Kompetenzen, insbesondere für die immer älter werdende Bevölkerung, nachweislich zunimmt, werden neue, meist modulartige Ausbildungsgänge an Universitäten, Fachhochschulen und Höheren Fachschulen entstehen. So etwa die Pflege und Betreuung von alten Menschen, die an mehreren Krankheiten, wie Demenz, Herz-Kreislauf-Problemen und Diabetes leiden und allein leben. Solche Aufgaben bedingen eine gemeinsame, umfassende Ersteinschätzung der Gesamtsituation, entsprechende Therapien, Pflege, Begleitung und Koordination.

In zukünftigen Modellen des Gesundheitswesens – wie integrierter Versorgung, Gesundheitszentren und Case Management – werden Pflegefachleute wichtige Beiträge leisten.

Die Kaderfrauen sehen darin viele Möglichkeiten für die Pflege, deren Einfluss – wie erwähnt – zunehmend und wesentlich sein wird. Als Beispiel wird die Demenz erwähnt. Heute gibt es in der Schweiz lediglich drei Lehrstühle für Geriatrie an medizinischen Fakultäten. Altersliegt ein Feld mit vielen Entwicklungsmöglichkeiten, Aufgaben und lohnender Arbeit, welche großteils durch die Pflege geleistet werden kann.

Hier stehen fundamentale Veränderungen in der berufspädagogischen Ausbildung an:

Früher verstanden sich die meisten Pflegenden als Generalistinnen. Folglich unterrichteten fast alle Lehrerinnen an einer Pflegeschule „Allgemeine Krankenpflege". Die pflegerische Praxis der Zukunft wird jedoch spezialisierter sein, was entsprechende Aus- und Weiterbildungen notwendig macht. Spezialisierungen also, wie zum Beispiel in den Bereichen chronische Schmerzen, schwierige Wundheilung oder Delirium.

Die wesentliche Aufgabe und besondere Kunst bleibt aber immer, den Menschen in den Mittelpunkt zu stellen, das heißt, dessen Interessen zu wahren und sich für bestmögliche Rahmenbedingungen einzusetzen.

Das Mögliche soll in gesetzlichen Bestimmungen und Rahmenbedingungen für Pflegefachpersonen festgelegt werden.

Dazu appelliert Sr. Liliane Juchli an das Engagement der Pflegenden: „Halten Sie sie lebendig, die Leidenschaft für das Mögliche! Bleiben Sie dran!"

„Pflegen, als die, die ich bin" meint vor allem und zuerst, als Mensch einem anderen Menschen zu begegnen. Hoffen wir auf Vorgesetzte und Vorbilder, die diese Werte leben. Dann – so sind sich die Frauen am runden Tisch einig – kann es gelingen, auch in Zukunft eine professionelle, fachlich hoch stehende, bedarfsgerechte und einfühlsame Pflege anzubieten. Eine Aufgabe, die zulässt, dass alle Menschen, die in der Pflege arbeiten, die professionellen Werte hochhalten: innerlich und äußerlich.

Liliane Juchli hat der Pflege eine Stimme gegeben. Heute erlebt sie, wie das von ihr Geprägte weitergetragen wird. Das Gespräch am runden Tisch macht deutlich, wie sehr Pflegegeschichte immer auch Zeitgeschichte ist. Jede Zeit – damals wie heute – ist mit neuen Fragen und Problemen konfrontiert. Und jede Zeit braucht Menschen, die sich der Realität stellen, aktiv nach Antworten und Lösungen suchen und diese umsetzen, mit der entsprechenden „Leidenschaft für das Mögliche".

Bibliografie

Sein und Handeln – Ein ABC für Schwestern und Pfleger;
RECOM Basel, 1987, ISBN 3-7244-8646-4

Was kranke Menschen brauchen. Hilfen für eine ganzheitliche Pflege;
Herder Freiburg, 1988, ISBN 3-451-21025-8

Pflegen – Begleiten – Leben: Kranke und Behinderte daheim – ein ABC für alle Betroffenen; F. Reinhardt Basel, 1992, ISBN 3-7245-0576-0

Alt werden – alt sein: Ein ABC für die Begleitung und Betreuung Betagter;
RECOM Basel, 1993, ISBN 3-7244-8649-9

Heilen durch Wiederentdecken der Ganzheit; Kreuz Stuttgart, 1993,
ISBN 3-7831-0794-6

Bilder einer Depression – Leben mit den Kräften der Tiefe;
Kreuz Stuttgart, 1993, ISBN 3-7831-0870-5

Ganzheitliche Pflege: Vision oder Wirklichkeit; RECOM Basel, 1993,
ISBN 3-315-00076-X

Wohin mit meinem Schmerz?; Herder Freiburg, 1996,
SBN 3-451-04212-6

Jemandsland – der Heilsweg des Menschen (zusammen mit Silja Walter und Michaele Puzicha); Paulus Freiburg i. Ü., 1997, ISBN 3-7228-0420-5

Autorin/Herausgeberin des Buches „Allgemeine und spezielle Krankenpflege", ein Lehr- und Lernbuch bis einschließlich 8. Auflage (diverse Titeländerungen). Aktuelles Nachfolgewerk: Thiemes Pflege: Das Lehrbuch für Pflegende in Ausbildung; hrsg. von Susanne Schewior-Popp u. a., mit einem Plädoyer von Liliane Juchli und Ursula Geissner zur Nachhaltigen Bedeutung der ATL in der Pflege, Thieme, Stuttgart, 12. Auflage 2012 ISBN 978-3-13-500012-1

Gleichzeitig mit diesem Buch erscheint der Film von Marianne Pletscher „Leiden schafft Pflege. Sr. Liliane Juchli – Ein Leben für die Würde des Menschen". Die DVD enthält neben einem halbstündigen Film (je Schweizerdeutsch, Hochdeutsch, Französisch und Englisch) zahlreiches Bonusmaterial zur Tätigkeit von Sr. Liliane. Mehr Informationen unter: www.mariannepletscher.ch

Bezugsquellen:

Schweiz: http://shop.praesens.com (ca. 33,– Fr.)

Deutschland: buchvertrieb@schluetersche.de (ca. 23,– Euro)

Literaturverzeichnis

Barmherzige Schwestern vom Heiligen Kreuz Ingenbohl:
Ratio Formationis – Aus der Quelle leben. Ingenbohl: Triner; 2008

Barmherzige Schwestern vom Heiligen Kreuz Ingenbohl: Hoffnung Leben.
Festschrift zum 150-Jahr-Jublıläum der Barmherzigen Schwestern vom
Heiligen Kreuz Ingenbohl (1856 – 2006). Kloster Ingenbohl

Bienstein C, Fröhlich A: Basale Stimulation in der Pflege. 1. Aufl.
Düsseldorf: Verlag Selbstbestimmtes Leben; 1991

Juchli L. Ganzheitliche Pflege: Vision oder Wirklichkeit.
Basel: RECOM-Verlag; 1990

Juchli L: Bilder einer Depression. Leben mit den Kräften der Tiefe.
Stuttgart: Kreuz Verlag; 1987

Juchli L: Krankenpflege 4. Aufl. Stuttgart: Georg Thieme Verlag; 1983

Lukas E: Rat in ratloser Zeit. Freiburg/Br.: Herder; 1988

Tertianum. Die Zeitschrift für Generationen. Ausgabe Nr. 38, Dezember 2006

Walter S, Puzicha M, Juchli L: Jemandsland – Der Heilsweg des Menschen.
Freiburg (Schweiz): Paulusverlag; 1997

Wyder M: Mit Schwestern unterwegs: Texte aus 150 Jahren Krankenpflege in Ingenbohl – Zürich – Schlieren. Norderstedt: Books on Demand GmbH; 2007

Bildnachweis

(Angabe der Seitenzahlen)

Privatarchiv Liliane Juchli: 15, 17, 19, 21, 24, 25, 27, 47, 62, 66, 70, 71, 78, 83, 90, 98, 102, 105, 107, 108, 121, 138, 141, 152, 160, 168, 175, 186, 192, 198

Archiv Georg Thieme Verlag, Stuttgart: 132, 134, 135

Archiv Theodosianum, Schlieren: 30, 33, 34, 35, 37, 45, 93, 96

Archiv Kloster Ingenbohl, Brunnen: 36, 38, 51, 57, 58, 74, 88, 164, 204

Christa Well, Adelsheim: 120

Ursula Markus, Zürich: 136

Marianne Abel, Hildesheim: 154, 156

Suzanne Kessler, Schalunen: 176

Rosmarie Ruckstuhl, Zürich: 190, 193, 196, 197

Vreni Frei Blatter, St. Gallen: 200

Register

A

Aarau 30, 103
Aargau 55, 191
Afrika 82, 172
Albano 105
Altdorf UR 57
Amerika 203
Andermatt 17
Anzio 105
Arosa 104
Augustinus 56

B

Baar ZG 59
Bad Ischl 199
Baden 14, 15, 17, 20, 23, 24, 25, 26, 27, 31, 55, 57, 186
Basel 113
Basel, Kantonsspital 90
Basel, Claraspital 91, 109
Basel, Universität 206
BBC 14
Beck, Monika 205, 207
Bergengruen, Werner 22
Berlin 128, 138, 139
Bern, Anna Seiler-Haus 127
Bern, Haus der Pflege 209
Bern, Inselspital 126, 128, 130
Bern, Lory-Haus 126, 127
Bern, Viktoriaspital 113, 131
Bienstein, Christel 85
Billroth, Theodor 203
Birk, Sr. Tarsilia 42
Blarer, Stephan 113
Blauring 20
Bloch, Ernst 142
Böhm, Erwin 199
Bourcard, Noemi 91
Brasilien 54, 172
Bremen 179, 180, 181
Brunnen 67
Bühler, Helen 67

C

Caplan, Gerald 117
Capra, Fritjof 131
Casablanca 177
Chicago 183
Chur 31, 55, 57, 59
Clinica St. Agnese 69

D

Davos 148
Deutschland 138, 141, 153, 172, 192, 203
Dielsdorf 186
Dublin 140
Dudli, Marielouise 131
Dürckheim, Karlfried Graf 116, 118, 119, 120, 121, 126, 130, 131, 145, 174

E

Eckehart, Meister 145
Eggenschwiler, Dolores 20
Egloff, Sr. Rupertina 88
Einsiedeln 58
Eisenberg, Mignon 183
Elsener, Sr. Wiborada 164
Europa 56, 203

F

Ferguson, Marilyn 131
Finette 27
Finnland 153
Fischland-Darss-Zingst 142
Flawil 40, 93
Florentini, Theodosius 31, 54, 55, 56, 57, 58, 59, 162
Frankl, Eleonore 180
Frankl, Viktor E. 157, 159, 178, 179, 180, 181, 182, 195
Franziskus 18, 63, 184
Frei-Blatter, Vreni 205, 206
Freiburg (Schweiz), Universität 190
Fritsch, Bärbel 199, 200
Fröhlich, Andreas 85

G

Gairloch/Schottland 156
Galgenen SZ 59
Gebser, Jean 131
Gehrig, Sr. Maria Coleta 88
Graf-Amgwerd, Margrith 94
Graz 174
Graubünden 54
Gutzwiller, R., Prof. Dr. 45

H

Hegerl, Ulrich 117
Heimgartner, Sr. Bernarda 55, 57
Herder Verlag 147
Hertenstein 14
Hippius, Maria 119
Hirzel, Heinz O. 196
Hockenheim 194
Höfer, Albert 174
Hoegger, Sr. Beda 97, 103, 104, 146
Hofer, Erich M. 198
Huber, Ilga 31

I

Indien 54, 82, 89, 172
Ingenbohl, Kloster/Institut 30, 31, 32, 46, 50, 51, 52, 53, 54, 55, 56, 58, 59, 64, 67, 69, 70, 72, 73, 74, 77, 105, 113, 118, 146, 162, 172, 173, 184, 190, 191, 195, 203, 204
Irland 140, 141
Italien 105
Itzehoe 141

J

Japan 119
Jehle-Widmer, Lina 14
Jetzer, Josef 63, 66
Johannes Paul I. 59
Johanniter 40
Juchli, Familie 152, 160
Juchli, Markus 155
Juchli, Martha 111
Juchli, Otto 15, 19, 20, 22, 27, 111, 187
Juchli, Walter 14, 19, 22, 103

Juchli-Haus 194
Juchli-Rose 167, 200
Jung, Alice 31
Jung, Carl Gustav 131, 176
Jung, Sr. Fabiola 31, 38, 39, 43, 67, 89, 97, 102, 104, 106, 184
Jungo, Sr. Christiane 50, 52, 54

K

Kaisten 22
Kapuzinerorden 57
Karl, Agnes 203
Karrer, Leo 191
Karst, Priska 95
Kassel-Baunatal 153, 154, 166, 192
Kaufmann, Constantin 31
Kesselring, Annemarie 205, 206
Kessler, Suzanne 177
Kielholz, Paul 109, 110, 111, 113
Kirchdorf 14, 16
Kreuz Verlag 146, 147
Kriens 94
Künzli, René 193, 194
Kürzl, Eva 192
Kurz, Wolfram 178

L

Lägern 186
Laufenburg 22
Lausanne 203
Lazarus Pflege NetzWerk 198
Leonardo da Vinci 155
Limmat 16
Limmattal, Spital 106, 107, 183
Locarno 69, 70, 72

London 69, 72, 203
Lüchinger, Sr. Stephanie 119
Lüthold, Walter 46
Luibrand, Sr. Mafalda 36
Luzern 55, 58
Luxemburg 172

M

Mariawil 16
Marrakesch 177
Meggen 55, 58
Meier, Rosmarie 20
Menzingen ZG 55, 56, 57, 59
Minikus, Sr. Hirlanda 75, 76
Mücher, Monique 126, 127
München 119,
Münstertal GR 54

N

Näfels GL 59
Nef, Robert 196
Nef-Nyffeler, Annelies 205, 206, 208
Neue Zürcher Nachrichten 46
New York 140
Nightingale, Florence 203
Nussbaumen AG 14, 15, 16, 20, 24, 25, 26, 71, 111, 143

O

Oberägeri ZG 59
Oberitalien 203
Obersiggenthal 14, 16
Oekum. Sozialstation
  Limburgerhof e.V. 200

Österreich 172, 180, 198, 199, 203
Österr. Krankenpflegeverband 192
Oron-la-Ville 24

P

Paderborn 141
Paulus 71
Paulus-Akademie 146
Perm 54
Pinzker, Brigitte 199

R

Recom Verlag 143, 148
Reichel, Helen 172
Reimke, Emmi, Sr. 139
Reinhardt, Friedrich, Verlag 143, 144, 145
Resele, Sr. Delfina 83
Reuss 16, 17
Rhein 22
Rieden 14
Rocom Verlag 143
Röper-Kelmayr, Julia 199
Rom 59, 105, 106
Rorschach 40, 93
Russland 54

S

Scherer, Maria Theresia 32, 40, 51, 52, 55, 56, 58, 59, 64, 195
Scherer, Katharina 55
Scherer-Sigrist, Familie 58
Scherrer, Marlies 33
Schleswig-Holstein 141
Schlieren 32, 106
Schnetzer, Sr. Miljenka 172
Schönenberger, Sr. Annarose 171
Schottland 153, 156, 157
Schubiger-Scherrer, Marlies 39
Schwarzwald 118, 119
Schweiz 138, 186, 203, 210
Schweiz. Rotes Kreuz SRK 40, 46, 86
Schweiz. Berufverband der Krankenschwestern und Krankenpfleger 148
Schwitzer, Kunigunde 31
Schwyz 53, 54
Siedler, Gabriela 43
Siegenthaler, Gertrud 109
Sigrist-Marty, Annemarie 94
Sitten 57
Sonderegger 40
Speicher/AI 95
Spirig, Rebecca 205, 206, 208
Sri Lanka 54
Staudinger, Pater 64
Stehli, Meta 67
Stehli, Sr. Samuela 113
Steinen SZ 94
St. Gallen 31, 40, 43, 44, 70, 92, 93, 94, 102, 103, 104, 126, 131, 206
Stiftung für Abendländische Ethik und Kultur 195, 196
Stöger, Alois 199
Südfrankreich 203

T

Taipei 173
Taiwan 54, 89, 172, 173
Tertianum-Stiftung 193

Thailand 54
Theodosianum 30, 31, 32, 33, 35, 41, 46, 70, 77, 86, 87, 88, 89, 98, 103, 106, 143, 183, 184, 185
Theresianum 53
Thieme Verlag 98, 106, 107, 132, 134, 135, 137, 146, 158
Todtmoos-Rütte 118, 119, 121, 122, 131, 174
Toskana 140, 153
Trapp, Poldi 43
Tromsberg 14
Tübingen 178
Tuggener, Prof. 91

U

Uganda 54
Ulrich, Eva, Sr. 141, 142
Ungarn 172
Urban, Sabine 192
USA 54, 140

V

Venzin, Sr. Renata Pia 55
Vester, Frederic 131

W

Walenstadt 78, 82, 83, 86, 87
Weil, Simone 65
Wien 140, 179
Wöller, Hildegunde 146

Y

Yverdon 21, 25, 26, 31, 73, 77, 79

Z

Zemlin, Carola 170
Zentralschweiz 55
Zürich 30, 31, 32, 42, 67, 87, 89, 93, 98, 103, 106, 109, 136, 143, 146, 168, 194, 195
Zug 55, 206, 208, 208
Zulehner, Paul 166
Zuppiger, Sr. Hildeburg 106